Dr. med. Hermann Geesing **Immun-Training**

Dr. med. Hermann Geesing

Immun-Training

So stärken Sie Ihre körpereigenen Abwehrkräfte

Mit **Immun-Diät und Kontroll-Poster** als Übungsanleitung

Herbig
Gesundheitsratgeber

1. Auflage Januar 1988
2. Auflage Februar 1988
3. Auflage März 1988
4. Auflage April 1988
5. Auflage Juli 1988
6. Auflage August 1988
7. Auflage November 1988
8. Auflage April 1989
9. Auflage Juni 1990
10. Auflage August 1991

Umschlag: Wolfgang Heinzel
Umschlagzeichnung: Tilman Michalski
Satz: Fotosatz Völkl, Germering
Gesetzt aus: 10,5/13 Times auf Linotronic 300
Druck: Jos. C. Huber KG, Dießen
Binden: Thomas-Buchbinderei GmbH, Augsburg
Printed in Germany
ISBN 3-7766-1654-7

Inhalt

Vorwort

Vor nicht ganz zwei Jahren ist dieses Buch zum erstenmal erschienen. Was damals noch Staunen und Verwunderung ausgelöst hat, ist heute bereits weithin eine Selbstverständlichkeit geworden: Ja, es stimmt, die körpereigenen Abwehrkräfte lassen sich trainieren. Treffender gesagt: Jeder von uns kann durch einfache Veränderungen seines Lebensstils entscheidend dazu beitragen, daß sein Immunsystem weder aus der Übung kommt noch durch ständige Überforderungen »entgleist«. Das ist möglich ohne große Anstrengungen, ohne Einbußen an Lebensfreude und ohne ein spezielles Wissen über das komplizierte Zusammenspiel der vielfältigen Kräfte, die dieses gesunderhaltende System ausmachen. Unsere Immunkräfte lassen sich durch ein gezieltes Training schlagkräftig, »intelligent« und somit fehlerfrei erhalten. Und sie lassen sich nach schweren Einbußen ihrer beispiellosen Fähigkeiten durch dieses Training auch wieder dahin bringen, zu verlorenem Können und »Wissen« zurückzufinden.

Diese Tatsache muß uns alle nicht nur aufrütteln und zu einer ganz neuen Lebenseinstellung anspornen. Sie kann für Millionen Menschen die Hoffnung schlechthin sein. Denn dieses Immunsystem ist ja nicht nur verantwortlich für die Abwehr gefährlicher Krankheitserreger. Es muß nicht nur mit Infektionen fertig werden und ist somit weit mehr als nur eine Schutzeinrichtung gegen Angriffe von außen. Es hat weit darüber hinaus die strenge Kontrolle über unsere Gesundheit ganz allgemein auszuüben. Es sorgt dafür, daß alle »Systeme« des Organismus ordnungsgemäß funktionieren. Es regelt ihre Versorgung und Entsorgung. Es schaltet Schadstoffe und Gifte aus, erkennt unfehlbar alles, was fremd ist und sich nicht im Körperinnern aufhalten darf. Es überwacht aber auch das Entstehen und Zugrundegehen des billionenfachen Lebens, aus dem unser Organismus zusammengefügt ist, und schreitet sofort ein, wenn irgendwo sich etwas Falsches, Ungesundes, Entartetes entfalten möchte. Umgehend wird es ebenso eliminiert wie Krankes und Abgestorbenes.

Das Immunsystem ist der eigentliche Arzt in unserem Körper. Die einzige Macht der Erde, die heilen kann.

Alles, was an Heilkunst von außen getan werden kann, ist nicht viel mehr als ein Handlangerdienst, sind Hilfsmaßnahmen zur Stärkung, zur Gesunderhaltung, zur Revitalisierung des Immunsystems, wenn es durch eine falsche Lebensweise, durch ständigen Mißbrauch, durch Fehlsteuerungen, durch Irreführungen seine Fähigkeiten nicht mehr voll und vor allem nicht mehr richtig entfalten kann. Was ein guttrainiertes Immunsystem zu leisten imstande ist, das wissen wir gar nicht zu schätzen, solange wir einigermaßen gesund sind und uns wohl fühlen. Das tägliche »Wunder« ist für uns Selbstverständlichkeit. Wenn wir uns dann allerdings ein chronisches Leiden zugezogen haben, weil das Immunsystem seinen Aufgaben aus irgendeinem Grund nicht mehr gerecht werden kann, dann beginnen wir zu ahnen, was es bisher geleistet hat. Und wenn sich dann das »Wunder« der Heilung tatsächlich ereignet – vielleicht sogar im bereits hoffnungslosen Fall und nicht selten nachdem ärztliche Kunst bereits aufgeben mußte –, dann neigen wir dazu, an ein überirdisches Geschehen zu glauben, weil es unsere Vorstellungskraft übersteigt, daß in unserem Körper eine so phantastische Wunderwelt existiert. Wieviel Leid und Schmerz und Angst und Siechtum könnten wir uns ersparen, würden wir bewußt auf du und du mit unseren Heilkräften leben! Würden wir dafür Sorge tragen, daß sie möglichst unbehindert walten können.

Immunsystem – vor wenigen Jahrzehnten noch ein Fremdwort, das mehr Rätsel aufwarf, als es Fragen beantworten konnte, ist zum zentralen Thema moderner Heilkunst geworden. Davor war allerdings eine grundlegende Wende im Denken medizinischer Wissenschaft nötig. Wir Ärzte mußten lernen einzusehen, daß Heilkunst sich nicht darauf beschränken kann, ausschließlich mit einer gewissen Aggressivität gegen Krankheitserreger vorzugehen und nach Mitteln zu suchen, die sie möglichst gründlich vernichten. Gegenüber den großen bakteriellen Seuchen ist uns dies zwar auf nahezu perfekte Weise gelungen. Doch selbst im Falle der Antibiotika, die man nicht hoch genug einschätzen kann, mußten wir längst einsehen, daß der Preis, der häufig für das massive Niederschlagen der Infektion bezahlt werden muß, sehr hoch sein kann.

Ähnlich ist es mit vielen chemischen Arzneimitteln: Sie sind vergleichbar den radikalen Schädlingsbekämpfungsmitteln, von denen wir wissen, daß sie nicht nur das Gleichgewicht der Natur zerstören und mit den

»Schädlingen« auch jene Tiere ausrotten, die von ihnen leben, sondern zugleich die Umwelt so massiv mit Giftstoffen belasten, daß letztlich das gesamte Leben auf unserem Planeten bedroht ist. In der biologischen Kette werden sie von Pflanzen an Tiere und von beiden an die Menschen weitergereicht. Ein verhängnisvoller Teufelskreis – zumal jene Tierarten, die wir als »Schädlinge« auszurotten versuchen, gegen die »chemischen Keulen« immer noch resistenter geworden sind.
Mit der großen Wende in der Heilkunst, die sich in unseren Tagen in rasendem Tempo vollzieht, lernen wir endlich einzusehen, daß die Gesetze, die für unsere Umwelt gelten, auch in der Innenwelt unseres Organismus volle Gültigkeit besitzen: Wir können nicht länger darauf aus sein, rücksichtslos ganze Arten mikrobiologischer »Untermieter« in uns auszurotten, ohne an die Folgen für das ausgewogene Zusammenleben vieler tausend verschiedener Mikroorganismen mit unseren Körperzellen zu denken. Wir müssen statt dessen zusehen, daß sich das Leben in unserem Körper selbst reguliert. Wir müssen uns klar und deutlich vor Augen halten, daß mit der Vernichtung von Krankheitserregern zwar eine Gefahr abgewendet, doch die Gesundheit noch keineswegs zurückgewonnen ist. Moderne Heilkunst hat begriffen, daß sie längst nicht alles machen kann, ja daß sie so gut wie nichts vermag, solange die Heilkräfte des Körpers nicht mitspielen. Diese Heilkräfte aber sind weit stärker und direkter, als bisher angenommen, von der seelischen Verfassung, von Freude und Frust, von Glücksgefühlen und Angst, ja von flüchtigen Regungen und Gedanken abhängig.
So kann es keineswegs verwundern, daß sich auf dem

Gebiet der Immunologie in den letzten Jahren eine geradezu stürmische Entwicklung ergeben hat. Wer hätte vor rund fünf Jahren für möglich gehalten, daß es jemals eine medizinische Disziplin mit der Bezeichnung Psycho-Neuro-Immunologie geben wird, daß sich also Gruppen von Wissenschaftlern ausschließlich damit befassen, die direkten Einwirkungen von Gefühlsregungen auf das Immunsystem zu erforschen? Damals wurden selbst Fachrichtungen wie die Psychosomatik von manch einem noch nicht allzu ernst genommen.
Drei gewichtige Gründe vor allem anderen haben zu der bahnbrechenden Wende geführt:
Trotz aller Erfolge mit neuen und immer noch wirksameren Medikamenten, immer noch perfekteren Operationsmethoden, einer aufwendigen Apparatur und genialer neuer Therapien mußten wir Ärzte einsehen, daß es uns nicht gelingt, den Gesundheitszustand der Menschheit entscheidend zu verbessern. Fast möchte man sagen: im Gegenteil! Die Ausgaben für das Gesundheitswesen stiegen auf astronomische Ziffern, die Kliniken wurden immer noch riesiger – und das Heer leidender Menschen noch größer. Es stimmt: Die Lebenserwartung konnte um viele Jahre verbessert werden. Doch abgesehen davon, daß wir unsere Gesundheit bald nicht mehr bezahlen können, ist die Qualität der gewonnenen Jahre keineswegs das, was wir erwartet hatten. Ganz zu schweigen von der Wunschvorstellung, es würde bald überhaupt keine Krankheit mehr geben.
Tatsächlich gelang uns auf vielen Gebieten medizinischer Bemühungen kein wesentlicher Durchbruch. Die Therapieerfolge bei Herz- und Kreislauferkrankungen

stagnieren ebenso wie die bei Krebserkrankungen. Gegen Viren – das haben uns nicht nur ganz neue tödliche Viruserkrankungen gelehrt – gibt es nach wie vor kein garantiert wirksames »Vernichtungsmittel«. Fast ist zu befürchten, daß Viren uns in naher Zukunft noch mehr in Angst und Schrecken versetzen werden. Möglicherweise stehen wir in dieser Hinsicht sogar vor einer weltweiten Gesundheitskatastrophe. Zumindest wäre die veraltete Denkweise der Medizin nicht in der Lage, ihr zu begegnen, sollte sie sich einstellen. Die Wende erfolgte also nicht von ungefähr. Sie war dringend notwendig geworden.

Der zweite Grund, der zu ihr geführt hat, ist die Einsicht, daß das moderne Siechtum, die chronischen Leiden nämlich, mit herkömmlichen Methoden nicht zu besiegen sind. Gegen sie schien es kein Mittel zu geben, während sie sich immer mehr ausbreiteten und seuchenartigen Charakter annahmen. Allergien, viele Erkrankungen des rheumatischen Formenkreises, Herz-Kreislauf-Erkrankungen, Stoffwechselstörungen wie Diabetes, chronische Bronchitis, Krebs haben inzwischen die Menschen in modernen Industriestaaten in einem Umfang heimgesucht, daß es bald schwer sein wird, noch einen wirklich gesunden Menschen zu finden, der älter als 50 Jahre ist.

Alle diese Leiden aber – und es sind die eigentlichen Krankheiten – haben ausnahmslos mit einem geschädigten, geschwächten, irritierten Immunsystem zu tun. Auch hier war die Medizin einfach zum Umdenken gezwungen.

Zum dritten aber gelang es der medizinischen Forschung erst in jüngster Zeit, einen einigermaßen klaren

Einblick in das wunderbare Funktionieren des körpereigenen Abwehrsystems zu gewinnen. Vor wenigen Jahrzehnten noch wußte niemand auch nur einigermaßen Bescheid über das »Gehirn« des Immunsystems, unsere Thymusdrüse. Keiner wußte, wie direkt nicht nur Wetter und übermäßiger Streß, sondern auch seelische Verstimmungen das Immunsystem blockieren und irritieren, ja erschöpfen können und wie negativ eine falsche Ernährung, vor allem aber Genußgifte und Umweltverschmutzungen, es belasten. Wir haben inzwischen gelernt, wie wichtig die lebensnotwendigen natürlichen »Bausteine«, nämlich Spurenelemente, Vitamine und Enzyme, für ein gesund funktionierendes Immunsystem sind. Die sogenannte orthomolekulare Medizin mit ihren zusätzlichen Ernährungssupplementen ist zu einer tragenden Säule moderner Heilkunst geworden.
Das alles verdanken wir intensiver Forschung und riesigen Anstrengungen, die der Wende der Medizin den Weg bereitet haben. Das Wissen allein bringt uns aber noch nicht entscheidend weiter. Jetzt ist es höchste Zeit, daß wir die Erkenntnisse auch in die Tat umsetzen. Daß wir es ernst meinen mit einem aktiven Training unseres Immunsystems.
Deshalb möchte ich mit diesem völlig neu gefaßten Buch meinen Appell noch eindringlicher und noch mahnender an alle gesundheitsbewußten Menschen richten: Ihre Gesundheit liegt in erster Linie in Ihrer Hand. Raffen Sie sich auf! Warten Sie nicht ab, bis es zu spät ist, bis Beschwerden und Schmerzen Sie zu Therapien zwingen. Retten Sie Ihre Gesundheit, solange Sie sich noch wohl fühlen – damit Ihnen das Wohlbefinden erhalten bleibt. Krankheit ist meistens kein unentrinnba-

res Schicksal, sondern das Ergebnis von Versäumnissen. Vergessen Sie nie, daß es einen Punkt gibt, an dem Ihnen Ihr wunderbares Immunsystem nicht mehr helfen kann, weil es nach Jahren der Überforderungen erschöpft ist! Deshalb: Beginnen Sie mit einem vernünftigen Immun-Training! Noch heute! Schon morgen könnte es sehr viel schwieriger geworden sein. Wenn Sie dieses Buch gelesen haben, werden Sie festgestellt haben, daß dieses Training nichts Außergewöhnliches verlangt, Ihnen kein Martyrium abverlangt, keinen unerträglichen Verzicht auferlegt. Im Gegenteil: Sie sollen Freude, Lebensmut, Hoffnung in Ihr Leben bringen, eine neue, gesunde Lebendigkeit, die frei ist von Angst und von übertriebenen Sorgen. Wenn Sie das erst einmal begriffen haben, wird Ihr Leben erfüllter, glücklicher – und gesünder sein. Genau das können Sie mit dem gezielten Immun-Training erreichen und ständig verbessern.

1

Immunsystem – was ist das eigentlich?

Die beiden wirklichen Wunder des Lebens

Das menschliche Leben ist eine einzige Kette unbegreiflicher Wunder. Vom Augenblick der Befruchtung im Mutterschoß bis zum letzten Schlag des Herzens vollzieht sich in unserem Organismus eine geheimnisvolle, wunderbare Unfaßbarkeit nach der anderen. Ein schier unendlicher Kosmos winzigster Welten entfaltet sich in unserem Körper, lebt, kämpft und vergeht – meistens ohne daß wir etwas davon wissen, verspüren oder bewußt etwas dazu beitragen. Unser biologisches Leben braucht unseren beschränkten Verstand nicht. Es besitzt seine eigene »Intelligenz«. Glücklicherweise. Denn wenn wir entscheiden müßten, was geschehen muß, damit Organe funktionieren und Stoffwechselprozesse sich genau nach Bedarf vollziehen, hätten wir keine Chance, auch nur eine Minute zu überleben. Die körpereigene »Intelligenz« vollbringt die Wunder.
Die Welt, in der wir leben, ist so feindselig, daß jeder Atemzug, jeder Bissen, jeder zufällige Kontakt mit der Umwelt eigentlich tödlich sein müßte. In unserem Lebensraum wimmelt es von Krankheitserregern. Niemand könnte die vielen tausend Arten zählen. Bakterien, Viren, Pilze, Parasiten – sie sind praktisch überall.

Manche von ihnen sind so gefährlich, daß sie einen ungeschützten oder geschwächten Körper in wenigen Stunden vernichten können. Es ist unmöglich und der Versuch wäre töricht, vor ihnen davonzulaufen oder in einem sterilen Raum zu leben. Selbst in einem modernen Operationsraum befinden sich trotz aller Maßnahmen zur Sterilität noch immer mehrere hundert oder gar tausend Partikel in jedem Kubikmeter Luft. Aus einer einzigen Bakterie aber können sich innerhalb von nur zehn Stunden 1048576 Bakterien entwickeln. Alle 30 Minuten verdoppelt sich ihre Zahl.
Ohne unser Immunsystem müßte es uns allen ergehen wie jenen bedauernswerten Kindern, die in einem Plastikzelt aufwachsen, weil ihr Körper nicht imstande ist, sich gegen relativ harmlose Krankheitserreger zur Wehr zu setzen. Sie sind mit einer angeborenen Immundefizienz zur Welt gekommen und dürfen deshalb mit keinem Menschen, keinem Tier und mit keiner Blume in Berührung kommen. Ihre eigene Mutter darf sie nicht in den Arm nehmen, nicht ans Herz drücken oder gar küssen, denn das wäre absolut tödlich. Alles, was mit den Kindern in Berührung kommt, muß hundertprozentig steril sein.
Als die Astronauten nach dem ersten Betreten des Mondes zur Erde zurückkehrten, wurden auch sie erst einmal für ein paar Wochen streng von der Umwelt isoliert. In diesem Fall waren nicht nur sie, sondern das gesamte Leben auf der Erde bedroht. Es hätte ja sein können, daß sie vom Mond fremde, auf der Erde unbekannte Mikroorganismen mitgebracht hätten. Einer solchen »Infektion« aber wäre die Menschheit so hilflos gegenübergestanden wie die Babys im Plastikzelt: Wir

hätten keine Abwehrchance gehabt. Im schlimmsten Fall wäre der Mensch und vielleicht sogar das gesamte Leben auf der Erde von der schrecklichsten Seuche aller Zeiten hinweggerafft worden.

Das ist das erste eigentliche Wunder des menschlichen Lebens: Ein gesunder Organismus kennt alle denkbaren Gefahren, die in der Umwelt lauern. Und er vermag sich gegen alle Krankheitserreger, mit denen das Leben auf unserer Erde jemals in Berührung kam, zur Wehr zu setzen. Alle tausendfältigen Arten, die krank machen können, sind seit Jahrmillionen millionenfach in unserem Körper gespeichert – abrufbereit für den Augenblick der möglichen Begegnung. Gegen die potentiellen Angreifer besitzt das Immunsystem nicht nur eine allgemeine »Gesundheitspolizei« in Form bestimmter weißer Blutkörperchen, die schon auf der Haut, im Schleim und in der Schleimhaut der Luftwege und des Darms, also in vorderster Front, versuchen, jeden Eindringling abzufangen. Es vermag darüber hinaus für jede der vielen verschiedenartigen tausend Gefahren eine eigene Spezialabwehr, die sogenannten Antikörper, zu bilden. Sie ist so erstaunlich perfekt, daß viele Krankheitserreger, denen wir nur ein einziges Mal begegnet sind, fortan keinerlei Chancen mehr besitzen. Wir sind ihnen gegenüber unangreifbar immun geworden. Bei besonders gefährlichen Krankheiten erstreckt sich dieser Schutz über das ganze Leben, bei weniger bedrohlichen, so etwa bei der Grippe, über einige Monate. Wer als Kind die Masern, den Keuchhusten, Scharlach oder eine andere der sogenannten Kinderkrankheiten hatte oder zumindest in der Impfung mit den entsprechenden Krankheitserregern konfrontiert

wurde, braucht sich vor diesen Infektionen nicht mehr zu fürchten.
Er ist gegen sie immun, aber nicht etwa deshalb, weil der Körper eines Erwachsenen widerstandsfähiger wäre als der des zarten Kindes. Ganz im Gegenteil: Bei Erwachsenen, die zum erstenmal in ihrem Leben dem Erreger einer Kinderkrankheit begegnen, nimmt die Krankheit in der Regel einen wesentlich schlimmeren Verlauf als bei Kindern. Der Name »Kinderkrankheit« ist deshalb auch nur insofern richtig, als eben die erste Auseinandersetzung mit den entsprechenden Bakterien oder Viren fast immer schon in der frühen Kindheit stattfindet, so daß sie später kaum noch auftritt.
Noch vor etwas mehr als 100 Jahren wußte man von solchen Zusammenhängen so gut wie nichts. Man hatte wohl beobachtet, daß Menschen mit Pockennarben keine Pocken mehr bekamen. Doch man wußte weder von Krankheitserregern, noch hatte man eine Vorstellung von den komplizierten Mechanismen der Abwehr. Die ersten entscheidenden Schritte auf diesem Gebiet taten wohl der französische Chemiker und Biologe Louis Pasteur (1822–1895) und der deutsche Arzt Robert Koch (1843–1910), der Entdecker des Tuberkelbazillus. Welche Probleme hatte noch Professor Semmelweis (1818–1865), der »Retter der Mütter«, als er herausfand, daß so viele Frauen nur deshalb im Wochenbett sterben mußten, weil während der Geburt keinerlei hygienische Maßnahmen beachtet wurden! 1848 hat der Wiener Frauenarzt seine Entdeckung veröffentlicht. Doch danach hat es noch viele Jahrzehnte gedauert, bis seine Lehre allgemeine wissenschaftliche Anerkennung fand.

Der Entdeckung der Bakterien und Viren folgten die Schutzimpfungen, eine geniale Errungenschaft der Medizin: Mit toten oder abgeschwächten Bakterien oder Viren, die keine akute Krankheit auslösen können, läßt sich erreichen, daß der Organismus Antikörper bildet und damit gegen die Krankheit immun wird. Dank der Schutzimpfungen sind viele gefährliche Infektionen inzwischen beinahe ausgerottet. Die Pocken, die in früheren Zeiten viele hunderttausend Menschen dahinrafften, gibt es praktisch nicht mehr. Sogar die Schutzimpfung ist inzwischen überflüssig geworden. Auch andere Kinderkrankheiten haben mit der Möglichkeit der Schutzimpfung ihren Schrecken weithin verloren. Ob es allerdings sinnvoll ist, auch gegen nicht unbedingt lebensgefährliche Kinderkrankheiten zu impfen, das ist heute fraglich geworden. Möglicherweise braucht der Organismus eines Kindes die Auseinandersetzung wenigstens mit dem einen oder anderen Krankheitserreger, um in der akuten Erkrankung sein Immunsystem zu trainieren. Die Impfung nimmt ihm diese Chance. Dann besitzt er zwar Antikörper gegen die Krankheit, gegen die er geimpft wurde. Doch gegen andere Infektionen hat er niemals sein komplettes Immunsystem richtig aktiviert – mit Fieber, Entzündungen und allem anderen, was dazu gehört.
Seit es den Chirurgen gelungen ist, Organe von einem Spender auf einen Empfänger zu übertragen, wissen wir um das zweite Wunder des Immunsystems: Es erkennt nicht nur »Feinde«, die dem Organismus gefährlich werden könnten, sondern weit darüber hinaus alles, was fremd ist. Jedes Gewebe, jede Substanz, die sich nicht als körpereigen ausweisen kann, wird »abge-

stoßen«, das heißt aber angegriffen und vernichtet. Bedenkt man, wie vielen Billionen Zellen, Körperzellen und Blutzellen, welcher Fülle von Nahrungsstoffen und Bausteinen, nützlichen Bakterien und gefährlichen Krankheitserregern, Viren, Pilzen, Schlacken und Giften ein weißes Blutkörperchen, das mit Abwehraufgaben betraut ist, auf seiner Wanderung durch den Körper begegnet, dann steht man fassungslos vor der Tatsache, daß es sich in diesem unendlichen Wirrwarr auskennt und sich sofort jeder Situation anpassen kann. Kein Zweifel: Unser Immunsystem besitzt so etwas wie eine eigene »Intelligenz«.

Doch damit ist noch längst nicht alles über die Fähigkeiten der körpereigenen Abwehrkräfte ausgesagt. Es geht noch weiter: Unsere Gesundheit ist nicht nur von außen bedroht, von Krankheitserregern und Giftstoffen, sondern auch von innen. Die Abwehrzellen müssen darauf achten, daß sich nichts Krankhaftes oder Entartetes heranbildet und daß nichts Abgestorbenes zurückbleibt. Rund 1000 Milliarden Zellen unseres Körpers teilen sich täglich. Diese Zahl ist so riesig, daß die Gesetze der Wahrscheinlichkeit pro Stunde mindestens einen Fehler erwarten lassen. Wir könnten also Tag für Tag rund 24mal krebskrank werden – wären nicht erneut die Abwehrzellen zur Stelle, diesmal mit der Fähigkeit zu »wissen«, was eine Fehlbildung, was krank und abnorm ist und deshalb ebenfalls vernichtet werden muß. Wieder muß man feststellen: Eigentlich müßte jeder Mensch schon in jungen Jahren an Krebs oder einem anderen Fehler im Zellgeschehen erkranken. Daß es nicht so ist, verdanken wir unserem Immunsystem und seinen Wundern des Lebens.

Täglich sterben beispielsweise in unserem Gehirn viele tausend Nervenzellen ab. Sie müssen abgebaut und entfernt werden. Auch das muß das Immunsystem bewerkstelligen und überwachen, wobei ihm wiederum nicht der kleinste Fehler unterlaufen darf. Denn alles, was gesund ist, gilt es zu schützen. Sobald dieses feine Unterscheiden zwischen gesund und krankhaft versagt, kommt es zu den verheerenden und meistens sehr schmerzhaften Autoaggressionskrankheiten: Irritierte Abwehrzellen greifen eigenes Körpergewebe an. Manche Formen des rheumatischen Formenkreises gehören zu diesen Leiden, aber auch Arten der Leukämie, bei denen die Abwehrzellen, die ihr »Wissen« verloren haben, die roten Blutkörperchen vernichten.
Damit soll das weite Aufgabenfeld unseres Immunsystems nur einmal angedeutet sein. Je intensiver man sich mit diesem System befaßt, je mehr Einblick wir in dieses Wunder des Lebens bekommen, desto größer wird das Staunen.
Um so drängender werden dann auch Fragen wie: Wer oder was befähigt unser Immunsystem, die lebenswichtigen Entscheidungen zu treffen? Wer kontrolliert, schult, überwacht diese beinahe unheimlichen Kräfte, die in mir so selbständig und eigenmächtig handeln? Wer paßt auf, daß sie sich auch nicht den geringsten Fehler erlauben, weil er meinen Tod bedeuten könnte? Wer garantiert, daß sie keine innere Revolution gegen den eigenen Organismus starten?
Hinzu kommen aber auch Fragen, die fortan meine Lebensgewohnheiten bestimmen, notfalls verändern müssen: Wodurch wird dieses Immunsystem geschwächt, ir-

ritiert, geschädigt? Wie kann ich meine körpereigenen Abwehrkräfte stärken und dafür sorgen, daß sie sich unbehindert entfalten können? Gibt es eine Möglichkeit, ein unterdrücktes Abwehrsystem wieder aufzubauen?

Erfahrungen am Rande

Einiges über das Immunsystem hat man aus praktischen Erfahrungen immer schon gewußt. Um nur ein paar Beispiele herauszugreifen:
In den ersten sechs Monaten nach seiner Geburt bekommt ein Baby, das nicht mit angeborener Immundefizienz zur Welt gekommen ist, keine ansteckende Krankheit. Es ist gegen alle Infektionen immun, gegen die auch seine Mutter Immunität besitzt. Von ihr bekam es die entsprechenden Abwehrkräfte mit. Und auch in der Muttermilch befinden sich spezielle Abwehrstoffe zur ständigen Auffrischung. Nach diesem ersten halben Lebensjahr allerdings muß das Kind sein eigenes Immunsystem aufgebaut haben.
Früher, als es noch keine Schutzimpfungen gab, war die Zeit zwischen dem sechsten Lebensmonat und dem fünften Lebensjahr für jeden Menschen die kritischste Lebensphase überhaupt. In dieser Zeit begegnete er zum erstenmal den großen »Killern«: Masern, Scharlach, Diphtherie, Pocken, Keuchhusten, Röteln, Kinderlähmung – und wie sie alle heißen. Medizinische Hilfe gab es vor rund 100 Jahren noch keine. Der kleine Körper mußte die Krankheit selbst durchstehen. Man konnte nur abwarten. Damals überlebte nur eines von drei Kindern diese Phase. Das allerdings ohne medika-

mentöse Hilfe. Ohne Impfung. Ohne Behandlung im Krankenhaus. Aber wie?

Auch Erkrankungen wie etwa eine Blinddarmentzündung hat man damals noch nicht operiert und auch nicht mit Antibiotika behandeln können. Auch in diesem Fall legte man sich ins Bett und überließ die Heilung dem sich aufbäumenden Körper. Viele überstanden selbst solche Krankheiten – und waren hinterher gesundheitlich ungewöhnlich stabil, wenngleich sich niemand erklären konnte, wieso das überhaupt geschehen konnte.

Eine zweite Beobachtung war ebenso eindeutig: Es gibt Lebensphasen, in denen der Mensch anfälliger ist als sonst. Dazu gehört die Zeit der Pubertät, gehören die Monate der Schwangerschaft und die Wechseljahre. Alle drei Phasen haben mit Hormonumstellungen zu tun. Also durfte man folgern, daß die Sexualhormone etwas mit der Abwehrbereitschaft des Körpers zu tun haben – und zwar auf immunsuppressive Weise, also drosselnd, schwächend. Im Falle der Schwangerschaft ist das einigermaßen einleuchtend: Im Mutterleib wächst ein eigenständiges Leben heran, das zumindest teilweise vom Immunsystem als etwas Fremdes eingestuft werden muß. Die Abwehrkräfte müssen also »geknebelt« werden, damit sie den Fötus nicht »abstoßen«. Wir wissen heute, daß diese Immunsuppression sehr oft nicht gelingt, wenn das Immunsystem erkennt, daß der Fötus krank oder mißgebildet ist.

Eine dritte Beobachtung war noch geheimnisvoller: In allen Zeiten großer Seuchen, selbst während Pest- und Choleraepidemien, fanden sich Menschen, die unerschrocken an die Krankenbetten eilten – und gesund

blieben, als wären sie mit einem besonderen Schutz ausgestattet. Sie schonten sich nicht, kamen oftmals kaum zum Schlafen und Essen. Sie waren schließlich völlig erschöpft und hätten eigentlich die idealen Opfer sein müssen. Trotzdem steckten sie sich nicht an. Warum sie nicht? Etwa weil sie sich furchtlos und zuversichtlich zeigten? Weil sie keine Angst hatten? Schon immer ahnte man, daß positive seelische Kräfte, vor allem die Freude, eine immunstimulierende Wirkung besitzen, dagegen Angst und Sorgen und Panik das Immunsystem lahmlegen. Doch wie sollte ein solcher Zusammenhang zwischen psychischen Regungen und dem autonomen Immunsystem überhaupt möglich sein?
Solche Beobachtungen und Fragen führen aber zum eigentlichen Ausgangspunkt jeder Heilkunst zurück: Was heißt Heilung überhaupt? Wie kommt sie zustande? Wie lassen sich Infektionen besser bekämpfen: Mit der Vernichtung der Krankheitserreger – oder mit einer Stärkung der Abwehrkräfte?

Dr. Sandbergs Pionierleistung

Genau diese Frage hat das Wissen über das Immunsystem und die Entwicklung einer gezielten Immun-Therapie einen entscheidenden Schritt vorangebracht. Ein junger schwedischer Tierarzt hat sie sich gestellt im verzweifelten Bemühen, seinem todkranken Bruder vielleicht doch noch helfen zu können. Diese Geschichte ist irgendwie typisch dafür, wie notwendig es für die Entwicklung einer Wissenschaft ist, daß von Zeit zu Zeit einer den Mut aufbringt, aus bisherigen Denkmustern auszubrechen und neue Wege zu suchen. Und es ist auch typisch, daß nicht Ehrgeiz und Ruhmsucht, sondern die Liebe das Grundmotiv für die rastlosen Bemühungen um Wissen und Fortschritt gewesen sind.

Es war im Jahre 1938. Dr. Elis Sandberg, Veterinärmediziner aus Aneby, hatte gerade sein Examen abgelegt. Er glaubte nun, so ziemlich alles über Krankheiten und ihre Behandlungen zu wissen. Doch da gab es einen Punkt, der seinem grenzenlosen Optimismus jäh Einhalt gebot: Sandbergs 30jähriger Bruder lag zu Hause mit einer schweren Tuberkulose. Dagegen gab es damals noch kein wirksames Mittel. Man brachte die Tbc-Patienten nach Möglichkeit in hochgelegene Sanatorien und versuchte dort, sie mit kräftiger Kost und gesunder Lebensweise so zu stärken, daß der Körper mit der Infektion fertig werden konnte. Doch nicht einmal das war dem kranken Bruder Dr. Sandbergs vergönnt. Die Ärzte gaben ihm keine Überlebenschancen mehr. Elis Sandberg aber konnte nicht mitansehen, wie der Kranke dahinsiechte. Und er bäumte sich auf gegen die unerträgliche Diagnose »aussichtslos«. Es mußte einen Weg geben, dem kranken Bruder zu helfen, sagte er sich in jugendlichem Optimismus.

So stürzte er sich auf die Fachliteratur über Tuberkulose und studierte alles, was er darüber in die Hand bekommen konnte. Doch er fand nichts, was ihm hätte weiterhelfen können. So blieb ihm schließlich nichts anderes übrig, als anzufangen selbst nachzudenken. Und zwar ganz von vorne an.

Die erste Frage mußte lauten: Wie kommt es überhaupt zu Infektionskrankheiten? Die Antwort war noch relativ einfach: Krankheitserreger gelangen in den Körper

– und können sich dort so stark vermehren, daß der Organismus zu höchsten Anstrengungen gezwungen wird, ihrer Herr zu werden.
Die zweite Frage war schon schwieriger. Doch sie führte den jungen Forscher zum alles entscheidenden Ansatzpunkt: Warum werden nur manche Menschen tuberkulosekrank, andere aber nicht, obwohl doch mit Sicherheit so gut wie jeder von uns Tuberkelbazillen einatmet oder mit der Nahrung aufnimmt?
Die Antwort konnte nur lauten: Mit Viren, Bakterien und Pilzen muß sich jeder Körper herumschlagen. Und das wohl pausenlos. Nur: Der eine merkt davon kaum etwas, weil der Angriff sofort abgewehrt werden kann. Der andere wird krank, weil sein körpereigenes Abwehrsystem im entscheidenden Moment zu langsam, zu lasch oder zu schwach funktioniert.
Mit anderen Worten: Bei jeder Infektion spielen zwei Faktoren mit: der Angreifer und die Gegenkräfte des Körpers. Also, sagte sich Sandberg, muß es auch zwei Möglichkeiten geben, eine Krankheit zu meistern: Entweder man geht den Angreifer mit immer noch wirksameren Medikamenten an und versucht, ihn zu vernichten – oder man stärkt die Widerstandskraft des Körpers, damit er selbst fähig wird, die Krankheitserreger zu besiegen.
Bis dahin war die Medizin, von Impfungen und Naturheilmethoden abgesehen, immer nur den einen Weg gegangen: Man testete eine chemische Substanz nach der anderen, um herauszufinden, ob eine darunter ist, die Viren, Bakterien, Pilze an ihrer Entfaltung hindert oder gar zerstört. Auf diesem Gebiet ist ohne Zweifel Gewaltiges geleistet worden – allerdings mußte man immer in

Kauf nehmen, daß die scharfen Waffen nicht nur segensreich sind, sondern zugleich auch Schaden anrichten. Sandberg wußte, daß es gegen die Tuberkulose noch kein wirksames Medikament gab. Er hatte aber auch weder Zeit noch verfügte er über die entsprechenden Mittel, viele tausend Substanzen durchzuprobieren, in der Hoffnung, mehr oder weniger zufällig auf eine zu stoßen, die gegen den Tuberkelbazillus wirksam ist. Außerdem faszinierte ihn das »Brachland«: Stärkung der Widerstandskräfte. Wenn es schon kein Mittel gegen den Bazillus gab, so fand sich vielleicht auf dem Gebiet der körpereigenen Abwehrkräfte etwas, das seinem kranken Bruder weiterhelfen konnte. Das war seine große Hoffnung.

Doch nun erlebte er die zweite große Überraschung: Über die Funktion des Immunsystems konnte er nirgendwo klare, fundierte Aussagen finden. Es gab noch nicht einmal eine Antwort auf die Frage, ob der Körper über ein Organ verfügt, das die Abwehrkräfte steuert. Alles, was man damals wußte, war die Tatsache, daß der gesunde Körper sich zu wehren weiß und daß weiße Blutkörperchen diese Abwehrarbeiten leisten.

Die Entdeckung der Thymusdrüse

Wieder einmal mußte Sandberg ganz von vorne anfangen. Er kam einen Schritt weiter, als er sich die bereits erwähnten Krisenzeiten besonderer Anfälligkeiten unter die Lupe nahm: Pubertät, Schwangerschaft, Menopause. Speziell an Tuberkulose erkrankten besonders häufig Jugendliche um das 18. Lebensjahr – und

schwangere Frauen! Alles deutete also darauf hin: Hormone, besser gesagt: Veränderungen im Hormonsystem, müssen irgendwelche Auswirkungen auf das Immunsystem haben.
Auf diese Überlegung hin nahm sich Sandberg die Hormondrüsen einzeln vor und trug alles über sie zusammen, was er über sie in Erfahrung bringen konnte, von der Hirnanhangdrüse im Kopf, der eigentlichen Hormon-Steuerzentrale, bis hin zu den Sexualdrüsen.
In diesem »Kreuzverhör« schälten sich immer deutlicher die beiden eigentlichen Gegenspieler heraus: die Thymusdrüse und die Drüsen der Sexualhormone. Die Thymusdrüse, das wußte man damals, hat etwas mit dem Wachstum zu tun. Wenn dieses abgeschlossen ist und der Junge zum Mann, das Mädchen zur Frau wird, schrumpft die Thymusdrüse, während die Sexualhormone, vom »Gegenspieler« befreit, für die Entfaltung der typisch männlichen und weiblichen Körperformen sorgen. Sollte es ein Zufall sein, daß im selben Augenblick die Anfälligkeit für eine Infektion wuchs?
Kühn stellte Sandberg seine These auf: Der Thymus ist das zentrale Abwehrorgan des Körpers! Er sollte damit recht behalten.
Das war Anfang der 40er Jahre. Der Zweite Weltkrieg überschattete ganz Europa. Millionen Menschen fanden einen grauenvollen Tod. In Großbritannien wurde gerade das Penicillin entdeckt. Von Dr. Sandbergs Thesen nahm niemand Notiz. Man hatte andere Sorgen und glaubte, Wichtigeres gefunden zu haben. Damals wußte man von der Thymusdrüse so gut wie nichts. Die einen hielten das Organ als Überbleibsel aus der frühen Entwicklungsgeschichte des Menschen für völlig überflüs-

sig, also für etwas, das der Körper längst nicht mehr braucht. Andere glaubten, die Thymusdrüse habe lediglich die Aufgabe, Kinder und Jugendliche vor einer vorzeitigen Geschlechtsreife, also vor dem Erwachsenwerden, zu schützen. Denn so viel hatte man immerhin beobachtet: Die Drüse, die über dem Brustbein unterhalb der Schilddrüse liegt, kann bei Erwachsenen entfernt werden, ohne daß ihnen hinterher etwas Lebenswichtiges fehlen würde. Medizinstudenten hatten auch erfahren, daß Kaulquappen, die man mit Thymus füttert, zu Riesenkaulquappen heranwachsen, aber niemals zu Fröschen werden. Ich erinnere mich an mein eigenes Medizinstudium, das ich seinerzeit gerade begann: Thymus – diese Drüse nannte man damals in der Medizin in einem Atemzug mit den Rachenmandeln, den Gaumenmandeln, mit Milz und Blinddarmfortsatz. Alle fünf hielt man noch für mehr oder weniger nutzlose Körpereinrichtungen, die man ohne Schaden herausnehmen kann. Den Zusammenhang, daß es sich in allen Fällen um wichtige Abwehrorgane des Körpers handelt, sah man nicht.

Es darf also nicht verwundern, daß Dr. Sandbergs Entdeckung keinerlei Echo fand. Hinzu kam sicherlich so etwas wie Standesdünkel: Der schwedische Forscher war ja nur ein Tierarzt! So mußte Sandberg allein weitermachen. Ohne Anerkennung, ohne Aufmunterung, ohne moralische und finanzielle Unterstützung. Doch der junge Forscher ließ sich nicht entmutigen, auch wenn sein Bruder mittlerweile verstorben war. Sandberg suchte weiter und wurde nach und nach zum Thymus-Experten. Er kam dahinter, daß dieses Organ für das Immunsystem weit wichtiger sein mußte als alle an-

deren Gebilde des Lymphsystems. Denn: 90 Prozent ihres Gesamtgewichts machen Lymphozyten aus. Er fand auch heraus, daß die Thymusdrüse im Erwachsenenalter keineswegs überflüssig geworden ist, sondern nach wie vor benötigt wird. Konnte man sie im Körper eines Menschen nur noch verkümmert finden, dann nur deshalb, weil sie sich erschöpft hatte. Bei gesunden Erwachsenen ist die Thymusdrüse noch relativ groß, wenngleich nicht mehr so prall wie bei Kindern und Jugendlichen. Bei kranken Menschen ist sie immer deutlich kleiner.
1949 promovierte Sandberg mit einer Arbeit über den Thymus. Er veröffentlichte seine Forschungsergebnisse, doch wiederum wurde er von der medizinischen Wissenschaft nicht zur Kenntnis genommen. Das, was er festgestellt hatte, paßte einfach nicht in das Weltbild der dogmatischen Lehrbücher.

Die ersten Versuche mit Thymus-Extrakten

Sandberg ließ sich nicht entmutigen. Er war entschlossen, nun auch die Beweise für seine Theorien zu liefern. Und zwar wollte er zeigen, daß die Wirkstoffe der Thymusdrüse tatsächlich wichtige Immun-Faktoren waren, daß man das Immunsystem stärken und regulieren kann, wenn man ihm diese Faktoren zuführte. Tierversuche sollten das belegen. Sandberg entschloß sich, Meerschweinchen mit Tuberkelbazillen zu infizieren, um die Tiere dann mit einem Extrakt aus gesunden Thymusdrüsen zu behandeln. Er nahm Kalbsbries, zermahlte es und füllte es mit destilliertem Wasser an.

Diese Lösung spritzte er der Hälfte der Versuchstiere. Das Ergebnis des Experiments war überzeugend: Während in der Kontrollgruppe alle Tiere erkrankten, bekamen vier von den fünf mit Thymus behandelten Tieren keine Tuberkulose. Das fünfte hatte lediglich einen stecknadelgroßen Herd in der Leber.
Das war zwar noch kein endgültiger Beweis für die Wirksamkeit des Thymus-Extraktes. Doch Sandberg wußte sich auf dem richtigen Weg. Gestützt auf die Ergebnisse seines Experimentes versuchte er nun, staatliche Hilfen für weitere Forschungen zu bekommen. Er erhielt diesmal auch Zusagen, doch die Mittel, die man ihm bewilligte, waren so spärlich, daß er damit nicht hätte existieren können. Deshalb mußte er schweren Herzens verzichten. Er blieb Tierarzt und versuchte, in freien Minuten seine Thymus-Forschung allein und ohne jegliche Hilfe weiterzuführen.
Noch war ja nicht geklärt, welche Funktion die Thymusdrüse tatsächlich ausübt und auf welche Weise sie das Immunsystem beeinflußt. Sandbergs Suchen kreiste immer wieder um die zentrale Frage: Warum ist die Thymusdrüse bei Kindern und Jugendlichen so prall und so groß? Warum beginnt sie in der Pubertät ihre Funktion einzuschränken, also genau zu dem Zeitpunkt, in dem der Körper aufhört zu wachsen? Waren die Kräfte der Thymusdrüse etwa »Wachstumshormone«, wirksam neben anderen, bereits bekannten Hormonen, die das Heranwachsen steuerten? Oder erfüllten sie vielleicht genau im Gegenteil eine Art Bremsfunktion, damit die eigentlichen Wachstumshormone kein unkontrolliertes, uferloses Wachsen bewirken konnten?
An diese Frage knüpfte sich fast automatisch gleich die

nächste: Könnte es sein, daß die Thymus-Faktoren auch jene Zellen am Wachsen hindern, die, als Krebszellen entartet, hemmungslos drauflos wuchern und den Organismus zerstören? Sind Thymus-Hormone vielleicht das längst gesuchte Krebsheilmittel?
Diese Überlegung war falsch, das hat sich inzwischen herausgestellt. Die Schlußfolgerungen erwiesen sich jedoch als richtig. Thymus-Faktoren können tatsächlich Krebs am Wachstum hindern. Das geschieht jedoch auf ganz andere Weise, als Sandberg noch vor 50 Jahren annahm. Das alles war ja völlig neu!
Jedenfalls brachte ihn seine Theorie dahin, Experimente mit Thymus-Extrakten bei Krebserkrankungen vorzunehmen. Und gleich die ersten Versuche brachten Erfolge, die größer waren, als selbst er in seinen kühnsten Erwartungen erhoffen konnte.
Ein Bauer schenkte dem Tierarzt eine todkranke Kuh. Sie hatte eine große Geschwulst im Bauch, einen Tumor hinter dem Auge und wahrscheinlich auch schon Metastasen im Gehirn. Infolge dieser Krebserkrankung war sie bereits so elend beisammen, daß sie das Futter verweigerte. Ein hoffnungsloser Fall. Sandberg nahm die Herausforderung an. Er stellte seinen Thymus-Extrakt her. Als er damit aber in den Stall kam, lag das Tier bereits bewußtlos da. Zu verlieren war in dieser Situation nichts mehr. Deshalb bekam das Tier die Thymus-Injektion – wider jegliche Hoffnung.
Am nächsten Morgen, als Sandberg nach seiner Kuh sehen wollte, war sie nicht etwa verendet, wie er erwartet hatte, sondern sie stand am Trog und fraß. Einige Wochen später war keine Spur eines Tumors mehr festzustellen. Das Tier wurde geschlachtet und gründlich un-

tersucht. Dabei stellte sich heraus, daß es völlig gesund war.
Das ereignete sich im Frühjahr 1950. Sandberg wußte: Er hatte eine sensationelle Entdeckung gemacht, die möglicherweise für Millionen Menschen eine neue Hoffnung darstellte. Doch trotz aller Begeisterung traute er sich diesmal nicht mehr, den Schritt an die Öffentlichkeit zu wagen. Man würde ihm ja doch wieder nicht zuhören, befürchtete er.
Nur einer ließ sich überzeugen und war bereit, ihm zu helfen, ein Freund, Oberarzt in einer Klinik in der Nähe von Aneby. Er bat Sandberg, sich der Krebspatienten in hoffnungslosem Zustand in seinem Krankenhaus anzunehmen, etwa der besonders fortgeschrittenen Fälle von Leukämie. Damit war Sandberg zum erstenmal die Möglichkeit gegeben, seinen Thymus-Extrakt am menschlichen Organismus einzusetzen. Unter Kontrolle des Oberarztes gab er seinen Extrakt zuerst drei Patienten, bei denen einwandfrei Leukämie diagnostiziert war: Knochenmark-Proben hatten die Diagnose bestätigt. Schon am dritten Tag nach Beginn der Behandlung zeigten die Blutkontrollen eine deutliche Veränderung zum Positiven hin. Das Gesamtbefinden der Patienten besserte sich zusehends. Weitere Therapieversuche bestätigten diese Erfolge.
Nun ließ sich Dr. Sandberg nicht länger zurückhalten. Er schrieb einen Bericht über seinen Thymus-Extrakt in einer ärztlichen Fachzeitschrift. Doch die Arbeit wurde zurückgeschickt. Niemand fand sich bereit, eine solche Sensation zu verantworten. Wenn man weiß, wie oft gerade in jenen Jahren Meldungen über einen vermeintlichen Durchbruch in der Krebstherapie um die

Welt eilten, wie viele Millionen Menschen nach falschen Hoffnungen sich bitter enttäuscht sahen, dann ist die Vorsicht der verantwortlichen Redakteure zu verstehen: Ohne Bestätigung einer anerkannten Autorität der Onkologie konnten sie das Risiko nicht übernehmen. Sie selbst hatten ja keine Ahnung von dem, was der »Außenseiter« da behauptete. Allerdings, das war das eigentliche Problem: Einen solchen Experten konnte Sandberg nicht beibringen. Denn er hatte Neuland betreten. Und auch die Onkologen konnten damals, von wenigen Ausnahmen abgesehen, die Thymus-Therapie noch nicht abschätzen. Ganz anders reagierten die kranken Menschen. Für sie stellte Sandberg eine letzte große Hoffnung dar. Seine Erfolge sprachen sich herum, und die Patienten kamen in immer größeren Scharen. Sandberg mußte seinen Extrakt in so großen Mengen herstellen, um die Bestellungen der behandelnden Ärzte zufriedenstellen zu können, daß ihm für die Forschung keine Zeit mehr blieb. Deshalb entzog er sich diesem »Geschäft« und ging nach Amerika. Dort bekam er Geld aus einer Stiftung und konnte sich endlich fast unbehindert seinen Forschungen widmen. Als er Rechenschaft ablegen mußte, waren die US-Wissenschaftler tief beeindruckt und ermöglichten ihm sogar Zugang zu ihrem größten und berühmtesten Forschungsinstitut, dem Sloan-Kettering-Institute. Dort wollte man ihm allerdings bis ins Detail vorschreiben, wie er die wissenschaftlichen Experimente durchzuführen hätte. Damit war Sandberg nicht einverstanden. Er brach seine Arbeit ab und kehrte nach Schweden zurück, enttäuscht, aber nicht entmutigt.
In dieser schier ausweglosen Situation blieb Sandberg

nur noch eine Möglichkeit offen: Er ging zur Laienpresse. Damit hatte er sich als Gesprächspartner für viele Wissenschaftler endgültig unmöglich gemacht. Immerhin bekam er von einer Seite nun doch die ersehnte Unterstützung: Man bot ihm Forschungsmöglichkeiten an der Universität Lund an, später dann auch in Göteborg. Er entwickelte die bald berühmt gewordene Formel thx. Das war nicht mehr als eine Labor-Numerierung, die eigentlich th 10 hieß. th für Thymus und die römische Ziffer 10, nämlich x, für die zehnte verbesserte Extraktionsmethode.
Bei seinen intensiven Forschungen kam Dr. Sandberg nun auch dahinter, wie die Faktoren der Thymusdrüse auf das Immunsystem wirkten und warum sie Krebs am Wachstum hindern konnten: Die Thymusdrüse ist eine Art »Schulungszentrum« für bestimmte Lymphozyten. Und noch eines erkannte Sandberg: So gut wie alle Krebstherapien besitzen die verheerende Nebenwirkung, das Immunsystem zu schädigen – genau jene Kräfte unseres Körpers, die allein in der Lage sind, Krebs zu verhindern.

Wunderwelt Immunsystem

Nicht zuletzt dank der Forschungsarbeit Sandbergs ist es in den letzten Jahrzehnten nun doch gelungen, mehr und mehr Einblick in das geradezu geniale Immunsystem mit der Thymusdrüse als seinem »Gehirn« zu erlangen. Je mehr Rätsel die Wissenschaftler lösen konnten, um so faszinierter stehen wir vor dieser Wunderwelt. Noch wissen wir längst nicht alles. Und doch fra-

gen wir uns mit großer Verwunderung, wie es in früheren Zeiten, als man darum noch so gut wie nichts wußte, überhaupt möglich war, Krankheiten erfolgreich zu behandeln. Ich kann in diesem Buch wahrhaftig die komplizierten Zusammenhänge nicht im Detail darlegen. Das würde nur verwirren und von meinem eigentlichen Anliegen ablenken. Doch ein wenig zumindest sollten Sie mitstaunen und wieder etwas mehr Ehrfurcht vor den Geheimnissen des Lebens bekommen. Nur diese Ehrfurcht, das habe ich tausendfach in Gesprächen mit meinen Patienten erfahren, ist letztlich eine tragfähige Basis für eine gesundheitsbewußte, verantwortungsvolle Lebensführung.
Die Urquelle aller Blutzellen, auch der Abwehrzellen unseres Körpers, ist das rote Knochenmark. Dieses blutbildende Knochenmark wiegt beim erwachsenen Menschen etwa vier Kilogramm. Damit ist es das größte »Organ« des menschlichen Körpers – und das wichtigste überhaupt. Wird es, etwa durch Strahlen, zerstört, dann erlischt das Leben. Andererseits – das ist die große Chance bei Knochenmarkstransplantationen – genügt eine kleine Menge eines gesunden Knochenmarks, das gesamte blutbildende »Organ« in wenigen Stunden wieder voll funktionsfähig auszubauen.
In den Knochen des Kopfes, des Schultergürtels, in den Rippen, in der Wirbelsäule und im Becken werden Sekunde um Sekunde rund zwei Millionen neue Zellen hergestellt. Eigentlich kann man sich diese Superproduktion gar nicht vorstellen. Das ist kein normaler Herstellungsprozeß mehr. Das ist eine wahre Explosion.
Das muß allerdings auch so sein. Denn der Bedarf an Blutzellen ist riesig. In einem winzigen Bluttropfen

leben fünf Millionen rote Blutkörperchen, zwischen 8000 und 10000 weiße Blutkörperchen – im Krankheitsfall ist deren Zahl rasch bis auf 50000 und mehr erhöht. Dazu kommen 300000 Blutplättchen. Die roten Blutkörperchen können sich nicht teilen. Sie werden etwa 120 Tage alt, dann haben sie sich auf dem Weg durch die Blutgefäße »aufgerieben«. Sie werden in der Leber aussortiert und abgebaut.
Im Gegensatz zu den roten Blutkörperchen sind nun die vielgestaltigen weißen Blutkörperchen eigene winzige Lebewesen. Sie können sich durch Teilung vervielfältigen, und sie werden nicht einfach vom Blut mitgespült, sondern bewegen sich selbst fort. Sie können den Blutkreislauf auch verlassen und sich dorthin begeben, wo sie benötigt werden. Diese Zellen besitzen alle meine Genanlagen, führen aber ein vollkommen eigenständiges Leben. Ja, sie könnten mich in einem fremden Körper oder in der geeigneten Nährlösung sogar überleben. Dann wäre ich gestorben – und doch irgendwie noch lebendig gegenwärtig.
Im roten Knochenmark entstehen auch die Urformen weißer Blutkörperchen. Sie werden gewissermaßen im embryonalen Zustand, also noch »unfertig«, ins Blut gegeben. Dort erst entscheidet sich nun – genau nach Bedarf –, welche Aufgabe im Rahmen des Immunsystems jede neue Abwehrzelle übernehmen soll. Vielleicht wird sie der allgemeinen »Schutzpolizei« zugeordnet und an die vorderste Front geschickt. Vielleicht bekommt sie den Auftrag, sich zur Herstellung von Antikörpern bereit zu halten. Vielleicht wird sie eine »Freßzelle« mit der Hauptaufgabe, Aufräumarbeiten zu leisten, Krankes und Schädliches zu vernichten, indem sie

die entsprechenden Substanzen oder Zellen einfach überwältigt und »auffrißt«.
Vielleicht wird die Zelle aber auch in die Schule geschickt, um dort zur Führungskraft ausgebildet zu werden. Diese Schule – und man darf den Vergleich in diesem Fall wirklich heranziehen – ist die Thymusdrüse. Die Spezialabwehrzellen – man nennt sie, wenn sie ihre Ausbildung abgeschlossen haben, T-Lymphozyten – lernen innerhalb von etwa drei, vier Tagen alles, was das Immunsystem »wissen« muß, um unser Leben garantieren zu können. Sie bekommen beigebracht, was körpereigen und was fremd, was gesund und was krank, was harmlos und was gefährlich ist. Sie erproben die Kunst des Unterscheidens. Wie das geschieht, das wissen wir noch nicht in allen Einzelheiten. Manche Wissenschaftler vermuten, daß die »Schüler« irgendwie mit Abbildern potentieller Gegner konfrontiert werden. Vielleicht sollte man treffender einen Vergleich aus der modernen Computersprache verwenden: Alle Erfahrungen unserer Vorfahren sind in unseren Genanlagen »gespeichert«. Milliardenfach sind dort alle Lebensrisiken, auch jene, die vor Jahrmillionen schon gegeben waren, registriert – zugleich mit allen Möglichkeiten einer richtigen Antwort. Gesundheit besteht letztlich darin, daß unser Immunsystem auf alles, was ihm begegnet, die passende Antwort findet und sie gezielt, aber auch maßvoll einsetzt. Genau darum geht es wohl bei der Ausbildung in der Thymusdrüse: Unsere Anwärter auf das Prädikat T-Lymphozyten lernen, wie sie schnell und treffsicher an die entsprechenden Programme herankommen können. Es geht, so muß man es formulieren, nicht in erster Linie um ein Können und um eine gewisse Ge-

wandtheit, sondern um Information, um Wissen! Die T-Lymphozyten haben als Führungskräfte des Immunsystems dafür zu sorgen, daß jeder Einsatz richtig und der Gefahr angepaßt erfolgt. Sie müssen die Entscheidung treffen, wann und wo angegriffen wird und welche Antikörper eingesetzt werden müssen. Unter dem Elektronenmikroskop kann man beobachten, wie sie ihr Wissen an andere weiße Blutkörperchen weitergeben: Es sieht aus, als würde der T-Lymphozyt bei der Begegnung mit einem anderen weißen Blutkörperchen »Antennen« ausfahren, mit denen er seinen »Gesprächspartner« berührt, um so die Information weiterzugeben. Das angesprochene Blutkörperchen macht sich dann sofort daran, sich in angemessener Zahl durch Teilung zu vervielfältigen oder Antikörper herzustellen.
Bevor der T-Lymphozyt allerdings seine Führungsrolle übernehmen darf, hat er eine sehr strenge Schulung zu absolvieren. In der Thymusdrüse muß sich der Lymphozyt mehrfach teilen und damit beweisen, daß nicht nur er, sondern auch seine »Nachkommen«, die identischen Duplikate, das Wissen fehlerfrei besitzen. Und dann wird er offensichtlich auch noch einem schwierigen Schlußexamen unterworfen, das keine Gnade kennt: Wer die Prüfung nicht besteht, wird sofort umgebracht. Daß dies tatsächlich so sein muß, belegen »Massengräber« der »Hingerichteten« in der Thymusdrüse.
Nun verstehen wir plötzlich auch, warum die Thymusdrüse in der Kindheit und in der Jugend prall gefüllt und in voller Aktion ist, während sie später nicht mehr unbedingt lebenswichtig zu sein scheint: In die Schule muß man nicht lebenslang gehen, sondern nur so lange, bis man sich das nötige Wissen angeeignet hat. Da sich die

Lymphozyten ständig vermehren und dabei ihr Wissen weiterreichen, ist es auch nicht nötig, sie immer wieder zu schulen. Nur jene weißen Blutkörperchen, die neu aus dem Knochenmark hinzukommen, brauchen noch die Schulung. Eine Nachschulung kann nur dann nötig werden, wenn in allzu hektischer Teilung im Laufe der Jahrzehnte die Lymphozyten das Wissen teilweise verloren haben oder in einer gewissen Irritation anwenden.
Nun wissen wir auch, warum die Thymusdrüse in der frühesten Kindheit so nötig ist, dann nämlich, wenn der junge Organismus von Immunsystem der Mutter unabhängig wird: Sobald eine erste grundlegende Schulung erfolgt ist, ist das Wissen vorhanden und wird von Zelle zu Zelle weitergegeben. Ohne die erste Schulung aber bleibt das Immunsystem funktionsunfähig. Entfernt man bei neugeborenen Mäusen dieses Zentralorgan des Immunsystems, dann ergeht es ihnen wie den Kindern im keimfreien Plastikzelt, streng von der Umwelt isoliert: Sie besitzen kein funktionsfähiges Immunsystem.
Man könnte den Mäusen, deren Thymusdrüse keine Schulung vornehmen konnte, jedes noch so fremde Organ einpflanzen, sie würden es niemals abstoßen. Doch jede banale Infektion wäre absolut tödlich. Die kleinen Mäuse hätten bestenfalls zwei, drei Monate zu leben. Dann müßten sie einer Infektion erliegen.
Allerdings: Würde man die Thymusdrüse erst nach etwa acht Tagen entfernen, könnten die Tiere ohne Behinderung weiterleben. Ihr Immunsystem hätte die nötigen Informationen erhalten und besäße die Fähigkeit der lebenswichtigen Unterscheidungen. Fremde Transplantate würden nicht geduldet, sondern abgestoßen. Infektionen könnten bewältigt werden.

Die Informationsarbeit in der Thymusdrüse, auch das ist heute bekannt, wird von einer Vielzahl von Faktoren geleistet – im Zusammenspiel mit wertvollen Peptiden und anderen Wirkstoffen. Diese Thymosine kann man isolieren, teilweise heute sogar schon künstlich herstellen. Dabei verdichten sich die Erkenntnisse, daß jedes der etwa 20 verschiedenen Hormone eine streng umrissene Information liefert. Das Gesamtwissen liefern nur alle Thymusfaktoren zusammen. Und offensichtlich verstärken sie sich auch gegenseitig in ihrer Wirkung.

Lymphozyten und Lymphsystem

Normalerweise zirkulieren nur sehr wenig Lymphozyten in unserem Organismus. Der gesunde Körper braucht sie nur zu Routinemaßnahmen. Wenn Keime in ihn hineingelangen, dann verlangt deren Vernichtung keine besondere Anstrengung, solange ihre Zahl noch klein ist. Deshalb spüren wir normalerweise auch nichts von diesen unentwegten Auseinandersetzungen. Gelang es den Viren, Bakterien, Pilzen allerdings, die vorderste Abwehrlinie zu überwältigen, sich in großer Zahl zu vervielfältigen – und sind sie für den Körper etwas Neues, wogegen er noch keine Antikörper-Modelle im Blut besitzt oder keine mehr –, dann muß eine wirksamere Strategie entwickelt werden: Die Abwehrzellen stellen Antikörper her. Das ist wieder eine besonders geniale Leistung: Trifft ein T-Lymphozyt auf eine Zelle, einen Mikroorganismus, einen Eiweißstoff oder eine chemische Substanz, dann muß er zunächst feststellen, ob es sich um ein sogenanntes Antigen handelt, also

einen Krankheitserreger, ein Gift oder artfremdes Eiweiß. Falls die Überprüfung ergibt, daß die Zufallsbekanntschaft die Merkmale der Zugehörigkeit zum eigenen Organismus an sich trägt, muß geklärt werden, ob sie gesund und somit schützenswert oder krank oder entartet ist, infolgedessen vernichtet werden muß.
Handelt es sich um ein Antigen, dann veranlaßt der Lymphozyt die Herstellung von Antikörpern. Das sind Spezial-Abwehrzellen, die den Angreifer »neutralisieren«. Der Antikörper koppelt sich an das Antigen an und bildet mit ihm zusammen einen sogenannten Immunkomplex. Damit hat der Angreifer seine Virulenz verloren. Er ist kein Krankheitserreger mehr, kann sich nicht mehr vervielfältigen und keine Giftstoffe mehr absondern. Der Immunkomplex ist allerdings noch da und stellt nach wie vor ein Antigen dar: Etwas, das nicht in das Blut gehört und deshalb schleunigst beseitigt werden muß. Wie wir noch sehen werden, können speziell diese Immunkomplexe bei der Entstehung chronischer Leiden eine verhängnisvolle Rolle spielen.
Um dem Angreifer gewachsen zu sein, müssen sich die Lymphozyten vervielfältigen. Doch das darf wiederum nicht wahllos geschehen, sondern stets der Gefahr angemessen. Man kann das wiederum unter dem Elektronenmikroskop beobachten: Die Vervielfältigung geht im gesunden Körper genauso schnell und genauso oft vonstatten, wie das nötig ist, die Gefahr zu meistern. Auch eine überschießende Antikörper-Reaktion müßte wieder ein gesundheitliches Problem darstellen.
In den Abwehrkampf werden die umliegenden Zellgewebe mit einbezogen. Sie schwellen an. Es entsteht eine Entzündung. Sie ist nicht etwa vom Angreifer ver-

ursacht, sondern vom Immunsystem: Die Zellen rund um das Geschehen werden aufgefordert, das Tempo ihrer Tätigkeit zu beschleunigen. Sie müssen vermehrt Enzyme und andere Stoffe liefern, die bei der Auseinandersetzung dringend benötigt werden. Dabei vergrößern sie sich, und ihre »Betriebstemperatur« steigt an. Der Körper heizt sich mit Fieber auf. Diese erhöhte Temperatur ist eine wirksame Waffe des Immunsystems vor allem gegen Viren und Krebszellen, die beide hohen Temperaturen nicht gewachsen sind.

Nicht alle Lymphozyten stürzen sich auf die Eindringlinge. Einige halten sich zurück. Sie beschränken sich auf die Aufgabe, das »Gedächtnis« der Mutterzellen zu erhalten und weiterzureichen, damit das Wissen nicht verlorengeht, sondern unverfälscht »vererbt« werden kann.

Ist der Angriff abgewehrt, finden sich keine Antigene mehr im Blut, sondern nur noch Immunkomplexe. Damit ist die Arbeit allerdings noch längst nicht getan. Nun geht es an die Aufräumarbeit. Jetzt müssen auch die Immunkomplexe aufgelöst und die Trümmer der Schlacht beseitigt werden. Jeder von uns hat solche Trümmer schon einmal gesehen: Es ist der Eiter, bestehend aus vernichteten Krankheitserregern und toten Abwehrzellen. Erst wenn man im Blut keine Immunkomplexe, sondern nur noch freie Antikörper nachweisen kann, ist die Infektion endgültig beseitigt. Und erst dann, das ist ganz wichtig, darf man darauf hoffen, daß keine schlimmen Folgen zurückbleiben werden.

Das hört sich alles sehr kriegerisch an. Ständig ist die Rede von »Angreifern«, von »Feinden«, von »Kampf« und »Schlachtfeld«. Doch die Wirklichkeit in unserem

Körper sieht tatsächlich so aus. In jeder Sekunde unseres Lebens opfern sich einige tausend oder gar zehntausend weiße Blutkörperchen bei der Vernichtung von Viren, Bakterien, Pilzen, bei der Beseitigung von Abfallstoffen, beim Abbau abgestorbener Zellen und bei der Zerstörung von Krebszellen.

Um seine Aufgaben erfüllen zu können, besitzt das Immunsystem auch regelrechte »Festungen«, in denen sich die Abwehrzellen verschanzen. Es sind die Lymphknoten. Sie sind in einem dichten Netz über den ganzen Organismus gestreut und im Lymphsystem miteinander verbunden. In diesen Lymphknoten vervielfältigen sich die Lymphozyten. In ihnen finden auch die eigentlichen Auseinandersetzungen zwischen ihnen und den Antigenen statt. An ihnen muß jeder Eindringling vorbei, will er in den Körper vordringen. Wir sprechen gewöhnlich von Drüsen, von geschwollenen Drüsen, wenn ein Abwehrkampf in einem Lymphknoten besonders heftig tobt. Doch es handelt sich natürlich nicht um Drüsen, sondern um Abwehrzentren. Und wenn wir am Arm oder einem Bein nach einer Infektion einen roten Streifen entdecken, dann nennen wir diese Sepsis Blutvergiftung. Tatsächlich handelt es sich um eine Entzündung einer Lymphbahn.

An strategisch besonders wichtigen Punkten unseres Körpers, beispielsweise im Hals, unter den Armen, in der Leiste, sind die Lymphknoten besonders zahlreich und stark ausgebildet. Sie sollen verhindern, daß Krankheitserreger von Armen und Beinen in den Körper und vom Körper in den Kopf überwechseln können. Die Rachen- und Gaumenmandeln bilden zugleich den Sperriegel für alle Krankheitserreger, die mit der Atemluft und mit der Nahrung aufgenommen werden. Der berühmte Blick in den Hals gibt dem Arzt erste Auskunft darüber, ob eine Infektion gegeben ist. Das »Schicksal« der Mandeln ist oft symptomatisch für den zerstörerischen Umgang mit unserem Immunsystem: Schon im Kindesalter sind die Rachenmandeln oft nach einer Reihe schwerer Infektionen nur noch zerklüftete Ruinen, Nistplatz und Versteck für Krankheitserreger selbst und somit böse Brutstätten für neue Infektionen. Deshalb neigen viele Ärzte dazu, die Mandeln herauszunehmen. Vielfach geschieht das meiner Erfahrung nach viel zu früh. Denn, das müßte eigentlich ganz logisch sein: Wenn sie herausgenommen wurden, fehlen die wichtigsten Bollwerke an entscheidender Stelle. Die Krankheitserreger können unbehelligt zum nächsten, nicht so gut ausgebauten Abwehrriegel vordringen. Viel mehr als bisher müßte meiner Meinung nach darauf geachtet werden, daß Rachen- und Gaumenmandeln funktionsfähig erhalten bleiben, weil sie für das Immunsystem so wichtig sind. Das hieße aber vor allem bei Kindern: unbedingt dafür sorgen, daß nicht eine Erkältung und eine Angina von der nächsten abgelöst wird. Wir dürfen nicht sorglos wie bisher kleinste Infektionen mit Antibiotika behandeln, die die Krankheit nur scheinbar heilen, doch letztlich dazu beitragen können, daß sie bald verstärkt zurückkehrt. Statt dessen muß jede Erkältung gründlich und in Ruhe ausgeheilt werden, damit das Kind tatsächlich gestärkt aus ihr hervorgeht. Sein Immunsystem muß die Chance des Trainings erhalten.

Eine sehr dichte Ansammlung von Lymphknoten, ja ein regelrechter Verteidigungsring, findet sich rings um die

Verdauungsorgane. Er muß dafür sorgen, daß aus der Nahrung und dem Verdauungsbrei weder Krankheitserreger noch Giftstoffe in den inneren Organismus hineingelangen können.
Doch noch etwas anderes gehört zum Wissen über das Immunsystem: Die Lymphknoten liegen nicht isoliert in unserem Körper, sondern sie sind alle in einem weitverzweigten Versorgungsnetz miteinander verbunden und somit angeschlossen an einen großen Kreislauf. Er ist neben dem Blutkreislauf der zweite Kreislauf in unserem Körper und normalerweise ein Stiefkind unserer Gesundheitsfürsorge. Wer kümmert sich schon darum, daß die Lymphe, die Flüssigkeit dieses zweiten Kreislaufs, in Schwung bleibt?
Die Lymphe umspült jede meiner Billionen Körperzellen, die wie kleine Inseln in ihr schwimmen. Über die Lymphe werden ihnen die Nahrungs- und Heilstoffe zugeführt. In der Lymphe bewegen sich die Abwehrzellen, die sie vor Angriffen schützen. An die Lymphe geben die Zellen ihre Stoffwechselprodukte ab – Stoffe, die für den Organismus lebenswichtig sind, ebenso wie den »Abfall«. Die Lymphe ist eine helle, fast farblose Flüssigkeit, die wir beispielsweise in einer Brandblase sehen können.
Der Lymphkreislauf besitzt nun gegenüber dem Blutkreislauf einen großen Nachteil: Er hat keine eigene Pumpe, die ihn in Bewegung hält. Wir verfügen über kein zweites Herz für den Lymphkreislauf. In Bewegung gehalten wird die Lymphe ausschließlich durch Muskelbewegungen, durch das Heben und Senken des Brustkorbs bei der Atmung und dadurch, daß sie vom Blutfluß mitgerissen wird. Normalerweise reicht das

auch völlig aus. Denn die Lymphe braucht nicht die Regelmäßigkeit und das Tempo des Blutflusses. Allerdings: Ins Stocken darf sie auch nicht geraten, sonst sind Versorgung und Entsorgung der Zellgewebe gefährdet. Genau das geschieht jedoch bei unserer modernen, bewegungsarmen Lebensweise. Ein Lymphstau bedeutet aber, daß Partien unseres Körpers »versumpfen«. In solchen Sümpfen können sich Krankheitserreger beinahe ungehindert entfalten, während die Abwehrzellen größte Probleme haben, überhaupt heranzukommen. Unser Körper stellt täglich bis zu zwei Liter Lymphe neu her. Sie ist das Element, in dem ein Großteil unserer Abwehrzellen lebt. Wer sein Immunsystem gesund erhalten will, der muß deshalb auch immer für einen unbehinderten Lymphfluß sorgen.
Erwähnen müßte ich nun noch, daß unser Immunsystem auf eine ausreichend gute Versorgung mit Vitaminen, mit Spurenelementen, vor allem aber mit Enzymen angewiesen ist. Da ich dieses Thema in meinem Buch »Enzyme« ausführlich behandelt habe, kann ich mich hier auf das beschränken, was im nächsten Kapitel bei den Behinderungen und Schwächungen der Abwehrkräfte zur Sprache kommen wird.

2

Das alles behindert und schwächt das Immunsystem

Wenn das Immunsystem tatsächlich so perfekt und geradezu wunderbar funktioniert, dann muß man sich nun doch fragen: Warum kann es dann zu so schlimmen Erkrankungen und nicht selten sogar zu einem totalen Zusammenbruch der Abwehrmechanismen kommen? Wo liegen die eigentlichen Risiken für unser Immunsystem, und welches sind die entscheidenden Fehler, die wir in unserer Lebensführung begehen?
Im Grunde könnte man darauf kurz und bündig antworten: Für alle Körperfunktionen, das ist das biologische Grundgesetz, gibt es immer nur zwei Gefährdungen: Auf der einen Seite die massive Überforderung über einen längeren Zeitraum – auf der anderen Seite die Unterforderung und das fehlende Training. Ein Muskel, der trainiert wird, wächst, wird kräftiger und leistungsfähiger. Wer mit trainierten Muskeln wandert, wird eine weit größere Strecke mühelos und ohne Schädigung zurücklegen können als der Untrainierte. Wer pausenlos Muskeln über die Leistungsgrenze hinaus beansprucht – wir erleben das vor allem bei Herzerkrankungen –, wird vorzeitig ihre Schädigung hinnehmen müssen: Herzinfarkt, Herzmuskelschwäche, Herzversagen. Wer seine Muskeln nur ungenügend beansprucht, muß erfahren, daß sie verkümmern. Der Körper baut sie ab.

Dieses Gesetz gilt auch für das Immunsystem – und hier ganz besonders. In diesem Fall sind nämlich zu viele biologische Prozesse miteinander eng verknüpft, beeinflussen und behindern sich gegenseitig. Unser Organismus hätte keine Überlebenschance, wäre er von der Natur nicht äußerst rationell konstruiert. Das heißt aber: Kein einziges Organ und auch keine Organgruppe hat nur eine einzige Aufgabe zu erfüllen, sondern immer müssen zugleich mehrere Leistungen nebeneinander bewältigt werden. Das bringt es immer wieder mit sich, daß eine Aufgabe zugunsten einer anderen vernachlässigt oder momentan ausgesetzt werden muß, weil die eine in der gegebenen Situation lebenswichtiger zu sein scheint. Bei gesunder Lebensweise ist das überhaupt kein Problem. Doch wenn das entsprechende Training fehlt, muß der unentwegte Konflikt um den Vorrang der Pflichten schließlich in die Krankheit führen. Das Immunsystem ist verkümmert.

Wärme, Kälte – und das Abwehrsystem

Bei den häufigsten Infektionen, die uns heimsuchen, sprechen wir ganz selbstverständlich von Erkältungen, obwohl wir genau wissen, daß die Kälte nicht schuld sein kann. Es handelt sich ja um eine Infektion. Die Kälte selbst begünstigt diese Infektion nicht einmal. Denn gerade wenn es draußen klirrend kalt ist, leiden die wenigsten an einer »Erkältung«.

Und doch ist die Bezeichnung im Grunde richtig. Denn wenn unser Körper überempfindlich oder zu schwach auf Temperaturschwankungen reagiert, dann eben be-

ginnt die Nase zu tropfen und der Hals zu kratzen. Dann beginnen wir bald zu husten oder liegen gar mit einem grippalen Infekt im Bett.
Der Zusammenhang ist offensichtlich: Immunsystem und Wärme- und Kälteregulierung unseres Körpers sind von der gesunden Durchblutung der Haut und der Schleimhäute abhängig. Für die Blutversorgung ist aber unser Kreislauf verantwortlich. Er hat nicht nur jede unserer Billionen Körperzellen zu versorgen und zu entsorgen, was an sich schon ein riesiges Arbeitspensum darstellt. Er ist an der Regulierung des Blutdrucks beteiligt. Und er muß zugleich auch noch dafür sorgen, daß die Innentemperatur unseres Körpers konstant bleibt. Auch in diesem Punkt gilt, was ich schon über die Feindlichkeit der Umwelt sagte: Eigentlich hätten wir gar keine Überlebenschance auf unserer Erde, weil von den stark schwankenden Temperaturen her die Voraussetzungen für menschliches Leben viel zu schlecht sind. Unser Organismus braucht ziemlich genau 37 Grad »Betriebstemperatur«. Schon Abweichungen um drei Grad nach oben oder unten im Innern unseres Körpers können lebensbedrohlich werden. So unvorstellbar winzig ist der Lebensspielraum. Die rauhe Wirklichkeit dagegen bietet nicht selten Temperaturstürze innerhalb weniger Stunden um 20 Grad. Im Sommer kann das Thermometer auf 40 Grad Celsius steigen, im Winter auch in unserer Heimat auf 25, 30 Grad minus absinken. Gleichgültig, welche Temperaturen außen gegeben sind: Unser Körperinneres braucht seine konstanten 37 Grad. Er muß sich also in jeder Situation sofort auf die Außentemperaturen einstellen und entweder kühlen oder zusätzlich »einheizen«.

Doch es kommt noch hinzu, daß der Körper, vergleichbar einem Motor, ständig Wärme an die Außenwelt abgeben muß. Wenn kein Gefälle zwischen innen und außen gegeben wäre, müßte er »überhitzen«. Damit wir uns wohl fühlen, brauchen wir eigentlich eine Außentemperatur zwischen 18 und 20 Grad. Das ist allerdings schon wieder ganz anders, wenn wir uns körperlich anstrengen oder üppig speisen. Dann steigt die »Verbrennungswärme« im Körper erheblich an. Dann muß auch mehr Wärme abgestrahlt werden.
Ein perfektes »Kühl- und Heizungssystem« sorgt dafür, daß unser Körper auf jede Temperaturveränderung die richtige Antwort zu geben weiß. Sinkt die Temperatur draußen unter 18 Grad ab, ist der Wärmeverlust also größer als der vom Körper erzeugte Überschuß, dann verkleinert der Körper automatisch die »Kühlfläche« Haut. Wir bekommen eine Gänsehaut. Zusätzlich stellen sich die Haare auf, so daß sich zwischen ihnen die entweichende Körperwärme fängt und eine gewisse Isolierschicht bildet. Genügt diese Maßnahme nicht, dann folgt der nächste Schritt. Wir beginnen zu »schlottern«: Viele Muskelpartien bewegen sich und versuchen auf diese Weise, zusätzliche Wärme zu bilden. Ist auch das noch nicht genug, schnüren Millionen kleiner Muskeln die feinsten Blutgefäße ab, so daß das Blut sich nicht mehr in der kalt gewordenen Haut abkühlen kann. Es kreist dann nur noch im warmen Körperinnern. Entsprechend wird die Haut bleich. Die Hautdurchblutung ist auf ein eben noch tragbares Minimum reduziert.
Das aber ist der Augenblick, auf den die Krankheitserreger nur gewartet haben. Jetzt stehen ihnen die Zugänge zum Organismus offen. Die Abwehrzellen haben

ihre »Wachposten« verlassen und sich mit dem Blut ins Körperinnere zurückgezogen.

Ähnlich ist es bei großer Wärme und Hitze: Liegen die Außentemperaturen deutlich über 20 Grad, dann kann der Körper nicht mehr ausreichend Wärme abgeben. Es käme zu einem Wärmestau, würde nicht ein feinausgeklügeltes »Kühlsystem« für die notwendige Regulierung sorgen: Zunächst schickt es soviel Blut wie nur möglich in die Haut, damit es sich dort abkühlen und verstärkt Wärme abgeben kann. Die Haut wird entsprechend rot. Auch bei körperlichen Anstrengungen, die innerlich aufheizen, bekommt man bekanntlich einen roten Kopf. Weil sich die Haut aber nach und nach selbst erwärmt – vor allem bei gleichzeitiger Sonnenbestrahlung –, muß sie nun zusätzlich gekühlt werden. Aus vielen hunderttausend Poren tritt der Schweiß aus. Er verdunstet auf der Haut. Bei der Verdunstung aber wird viel Wärme verbraucht. Diese wird in einem physikalischen Prozeß der Haut entzogen. Sie wird kalt. Dieser Vorgang macht es möglich, in der Sauna selbst bei Temperaturen von 100 Grad und mehr keine Verbrennungen zu erleiden – und keinen Hitzestau: Die Haut bleibt relativ kühl. Ganz anders ist es bei einem heißen Vollbad: Weil der Schweiß im Wasser nicht verdunsten kann, bildet sich rasch ein Hitzestau, der bei Herz-Kreislauf-Problemen sogar gefährlich werden kann.

Wenn die Verdunstung allerdings funktioniert, was bei tausend täglichen Wärmeregulierungen ja der Fall ist, dann wird die kalte Haut erneut schlecht durchblutet, weshalb man sich auch im wärmsten Sommer »erkälten« und eine sogenannte »Sommergrippe« holen kann – bei größter Hitze!

Verständlich: Wenn solche Notmaßnahmen relativ selten bleiben, dann vermag der Organismus den eingetretenen Fehler rasch zu korrigieren. Werden solche »Abriegelungen« der Haut aber zum Dauerzustand oder müssen sie pausenlos vorgenommen werden, weil der Körper auf kleinste Temperaturschwankungen überempfindlich reagiert, dann gerät das Immunsystem bald an den Punkt, an dem es nur noch das Schlimmste verhüten kann. Es gerät in den zermürbenden »Vielfrontenkrieg«, der schließlich nur noch zuläßt, daß jeweils das Wichtigste erledigt wird. Alle anderen Aufgaben müssen unterbleiben. So kann vielleicht der Ansturm der Krankheitserreger jeweils noch eben bewältigt werden. Doch für den Abbau der dabei gebildeten Immunkomplexe reichen Zeit und Kräfte einfach nicht mehr aus. Sie verbleiben im Blut, setzen sich an die Zellwände und lösen im schlimmsten Fall dort Immunprozesse aus, die letztlich zu Autoaggressionen ausarten. Damit ist dann beispielsweise eine chronische Polyarthritis in Gang gesetzt. Eine derartige Überforderung des Immunsystems kann noch wesentlich beschleunigt werden, wenn der Körper durch zu üppiges Essen, durch zuwenig Bewegung, durch übermäßigen Streß pausenlos belastet ist.
Damit wird auch deutlich, warum ein scheinbar so unbedeutendes Frösteln morgens beim Warten auf die Straßenbahn verhängnisvoller sein kann als ein richtiges Frieren: Man bekommt kalte Füße, die sich den ganzen Tag über nicht mehr richtig erwärmen. Die Kälte kriecht in den Unterleib, womit sich eine Harnwegsinfektion oder eine Eileiterentzündung entfalten kann. Vom unterkühlten Rücken, der auch beim Schwitzen

zuerst und vornehmlich kalt und schlecht durchblutet wird, sind in erster Linie die Nieren in Mitleidenschaft gezogen. Damit ist dann eine gesunde Entgiftungsarbeit in Frage gestellt. Es kommt tatsächlich sehr schnell eines zum anderen. Deshalb darf es auch nicht verwundern, daß sich die chronischen Leiden vor allem dort finden, wo infolge einer schlechten Anpassung an die Umwelttemperaturen und infolge mangelnder Bewegung die schlechteste Durchblutung gegeben ist: in der Haut, in den Gelenken, in verspannten Muskeln und selbstverständlich in den Atemorganen.

Um es noch einmal ganz deutlich zu wiederholen: Wohl dem, der in dieser Gefährdung noch richtig krank werden kann, damit der Körper mit Fieber und Entzündungen und einer kraftvollen Mobilisierung des gesamten Immunsystems die Gelegenheit bekommt, alles, was sich angesammelt hat, auszuräumen. Und: Wohl dem, der seinem Körper im Augenblick der akuten Erkrankung die nötige Zeit und die Voraussetzungen bietet, diese Arbeit in Ruhe und ungestört zu leisten. Er hat mit dieser Erkrankung ein wertvolles Immun-Training vollzogen und darf deshalb damit rechnen, hinterher wieder gesünder zu sein und ein strafferes, stabileres, zuverlässigeres Immunsystem zu besitzen.

Es ist das unschätzbare Verdienst des Pfarrers Sebastian Kneipp, daß er vor etwas mehr als 100 Jahren diese Problematik der Gesundheit der Öffentlichkeit bewußt gemacht hat. Sein Schlagwort hieß Abhärtung. Wir würden es heute anders formulieren, denn es geht beim Training der maßvollen Anpassung nicht um Härte und auch nicht darum, sich gegenüber den Umwelteinflüssen ein dickes Fell zuzulegen. Es geht darum, dafür zu sorgen, daß die Wärmeregulierung unseres Körpers weder hektisch noch lasch funktioniert, sondern auf den Reiz hin die richtige Antwort in der richtigen Weise gibt. Kneipps Methoden sind deshalb im eigentlichen Sinn auch keine Wassertherapie, sondern eine Wärme- und Kältetherapie. Sie sind ein Training der Wärmeregulierung, bei dem Wasser nur deshalb zur Anwendung gelangt, weil es auf unsere Haut 200mal intensiver einwirkt als Luft. Kneipp ging es auch nicht darum, dem Körper beizubringen, mörderische Temperaturen ertragen zu können. Nicht mit extremen Leistungen wird er gesünder, sondern mit der maßvollen, gesunden, trainierten Reaktion auf den Wechsel der Temperaturen. Denn, wir haben es gesehen, nicht Kälte und nicht Hitze können krank machen, sondern immer nur die falsche Reaktion darauf. Diese Reaktion, die richtige Antwort nämlich, kann nur im ständigen Training erworben werden und erhalten bleiben. Und dieses Training besteht nicht in Gewaltanstrengungen, sondern im Wahrnehmen der Reize. Und schwache Reize besitzen oft einen sehr viel intensiveren Trainingseffekt als massive Maßnahmen: Auf massive Einwirkungen muß der Körper reagieren. Das Problem ist ja eher, daß er auf die weniger intensiven viel zu dramatisch – oder überhaupt nicht – antwortet.

Das Wetter – der beste Trainingspartner

Ich darf an dieser Stelle betonen, daß wir alle den billigsten und besten Trainingspartner ständig zur Verfügung haben – im Wetter. Das gilt speziell für uns Mitteleuropäer: Wir haben nicht pausenlos denselben strahlenden Sonnenhimmel wie etwa Bewohner in Nord- und Mittelafrika. Wir müssen uns auch nicht tagein, tagaus gegen dieselbe eisige Kälte schützen wie die Eskimos. Beide sind nahezu unerträglich einseitig belastet. Bei uns dagegen verändert sich das Wetter von einem Tag auf den anderen und bietet ständig neue Reize. Wir müßten sie nur viel intensiver und regelmäßiger als Trainingsmöglichkeit nutzen!

Leider wird dem Wetter und den Witterungseinflüssen als Auslöser von Krankheiten immer noch viel zuwenig Bedeutung zugemessen. Auch manche Ärzte beharren darauf: Das Wetter macht nicht krank. Sie wollen von Wetterfühligkeit oder gar Wetterleiden nichts wissen und vermitteln Patienten, die mit Kopfschmerzen, Migräne, mit Kreislaufstörungen oder depressiven Störungen zu ihnen kommen, den Eindruck, sie würden sich das alles letztlich nur einbilden. Ich halte diese Einstellung nicht nur für falsch, sondern für verhängnisvoll. Ebenso wie es ein Heilklima und Luftkurorte gibt, in denen man die ganze Umgebung von der guten Luft über die Sonne, die Staubfreiheit, die Stille ohne Lärmbelästigung bis hin zu Luftdruck und Temperaturen als Medizin auf Körper und Seele einwirken lassen kann, genauso gibt es Umweltverhältnisse, die eine Überforderung darstellen. Sie belasten den Körper einseitig und können somit auch krank machen. Dabei denke ich noch nicht einmal an Luftverschmutzungen und andere von Menschenhand geschaffene Übelstände, sondern an ganz natürliche Voraussetzungen wie etwa Fallwinde, Feuchtigkeit, vor allem aber Schwüle und dergleichen mehr.

Es ist für mich beispielsweise unfaßbar, daß noch weithin die Urlaubstage ohne jede Rücksicht auf gesundheitliche Notwendigkeiten geplant werden. Wer fragt schon danach, ob die Neigung zu Bluthochdruck bei südlichen Temperaturen am Strand verschlimmert wird oder ob nicht doch eine weitaus bessere Therapiechance bei einem Ferienaufenthalt in den weit sanfteren Voraussetzungen der Mittelgebirge gegeben wäre? Wer bespricht schon seine Urlaubsgestaltung mit seinem Arzt, damit dann mit dem Urlaub tatsächlich eine gesunde Erholung gewährleistet wird?
Ein Arzt, der Wetterfühligkeit bei seiner Diagnose nicht mit einbezieht, der vernachlässigt meiner Meinung nach eine ganz wichtige Information: Das Wetter ist der Prüfstein unseres Gesundheitszustandes. Wetterleiden zeigen an, daß mit unserer Gesundheit etwas nicht mehr so ist, wie es eigentlich sein sollte, und daß ganz schnell der Sache auf den Grund gegangen werden muß, weil sich sonst bald etwas viel Schlimmeres einfinden könnte. Vor allem aber sind Wetterfühligkeit und Wetterleiden ein Zeichen dafür, daß unser Organismus untrainiert ist und auf minimalste Veränderungen in der Umwelt falsche Antworten gibt.
Nehmen wir als extremes Beispiel die Rheumaleiden früherer Zeiten: Bevölkerungsschichten, die in kalten, feuchten Wohnungen leben oder an kaltnassen Plätzen arbeiten mußten, wurden fast unausweichlich zu Rheumatikern. Die übermäßige und einseitige Belastung hat sie krank gemacht. Heute sind die vielen sehr unterschiedlichen Rheumaleiden längst kein »Armeleute-Leiden« mehr. Nicht selten werden Erwachsene, Jugendliche – auch schon kleine Kinder – zu Rheumati-

kern, die wahrscheinlich niemals in ihrem Leben erfahren haben, wie schlimm die nasse Kälte sein kann. Oft beobachten wir, daß Rheumaleiden nach einer Kette schwerer Infektionen ausbrechen. Und dabei wird wieder der enge Zusammenhang zwischen »Erkältung«, Überbeanspruchung des Immunsystems und chronischen Leiden deutlich: Nicht die Bedrohung von außen macht krank, sondern die Unfähigkeit des untrainierten Körpers, die richtige Antwort darauf zu geben. Die falsche Antwort aber läßt sich nicht mit Gewaltmaßnahmen korrigieren. Wer sich gezielt vor Rheuma schützen möchte, der dürfte nicht versuchen, sich immer noch größerer Kälte und Nässe auszusetzen, um den Körper daran zu gewöhnen.

Ebenso falsch wäre der Versuch, jedem frischem Luftzug auszuweichen, um stets in wohltemperierter, angenehmer Umgebung zu leben. In der Zeit nach der Entdeckung der Krankheitserreger, also Mitte des letzten Jahrhunderts, war die Menschheit weithin zutiefst verschreckt von der Vorstellung, die Viren, Bakterien, Pilze könnten in den Körper gelangen. Man versuchte, so zu leben, daß ein Kontakt mit Keimen ausgeschlossen wird. So wurden Maßnahmen übertriebener Hygiene vorgenommen, und man verschanzte sich in dumpfen Wohnungen, um ja nicht angesteckt zu werden. Daß ein totaler Schutz gar nicht möglich, ja nicht einmal erstrebenswert ist, wußte man damals noch nicht. Mit dem Versuch, sich zu isolieren, ist aber jedes gesunde Training unterblieben. Man mußte feststellen, daß die Anfälligkeiten nur noch größer wurden.

Auch heute glauben noch viele, sie könnten sich abschirmen, indem sie etwa in vollklimatisierten Räumen leben. Sie verschenken die beste Trainingsmöglichkeit und dürfen sich nicht wundern, wenn sie pausenlos krank sind. Andere wollen besonders viel für ihre Gesundheit tun und raffen sich auf zu geradezu gewalttätigen Maßnahmen, etwa im Ertragen größter Kälte. Doch dies ist letztlich ebenfalls kein Training, sondern nur eine einseitige Überbelastung.

Pfarrer Kneipp hatte das ganz richtig erkannt: nicht einseitige Maßnahmen trainieren, sondern das Wechselspiel der Reize. Der Körper muß dahin gebracht werden, auf Kälte gelassen zu reagieren, sie so perfekt wie möglich abzuschirmen und dann sofort wieder tüchtig einzuheizen, also für eine gesunde Durchblutung zu sorgen. Kneipp-Methoden wären falsch verstanden, würde man darunter besonders harte Kraftakte sehen. Wir sollen uns nicht nach dem Aufstehen unter die eiskalte Dusche stellen, sondern wir werden aufgefordert, unseren Körper mit Wärme und Kälte »aufzuwecken« – und zwar dem momentanen Trainingsstand angepaßt, erst sanft, dann langsam steigernd. Training heißt ja, die Leistung nach und nach verbessern und nicht auf Anhieb Höchstleistungen zu riskieren.

Pfarrer Kneipp fand ganz richtig das höchst einfache aber ungemein wichtige Grundprinzip eines gesunden Anpassungstrainings: Wenn es draußen kalt und naß ist, braucht der Körper als Ausgleich die trockene Hitze, die am wirkungsvollsten in der Sauna angeboten wird. Ist die Luft dagegen trocken und heiß, dann bringt kaltes Wasser den besten Gegenpart.

Anders gesagt: Das Wetter kann oft nur die eine Seite des Trainings darstellen. Sobald es einseitig belastet, kann die Physiotherapie den heilsamen Ausgleich bie-

ten. Wer so seinen »biologischen Thermostat« richtig trainiert, der kann tatsächlich von den vielen kleinen, scheinbar so unbedeutenden, in Wahrheit aber oft folgenschweren Infektionen verschont bleiben. Einzig wichtig ist bei allen Maßnahmen, daß eine vorübergehende, der Wärmeregulierung wegen blockierte Durchblutung jeweils sofort vom Organismus selbst wieder aufgehoben wird, damit die Abwehrzellen in ihrer Arbeit nicht unnötig lange behindert werden. Um es noch einmal herauszustellen: Wir sollen keine Angst haben weder vor Hitze noch vor Kälte, weder vor dem Schwitzen noch vor dem Frieren. Es ist auch keine Katastrophe, wenn wir einmal in einem Unwetter richtig durchnäßt werden. Solange wir uns hinterher alsbald wieder wohl fühlen, war das eine gesunde Erfahrung, ein echtes Training. Wir müssen deshalb bei jeder Witterung an die frische Luft. Nur gilt es, danach dafür zu sorgen, daß die Füße wieder wohlig warm werden. Wenn das nicht der Fall ist, müssen wir mit einem Wechselfußbad entsprechend nachhelfen, bis das wieder gesund – und das heißt maßvoll – funktioniert.
Auf diese Zusammenhänge bin ich hier deshalb so ausführlich eingegangen, weil es keine andere Maßnahme gibt, mit der wir so direkt auf das Immunsystem einwirken können wie mit dem Training der Wärmeregulierung. Gerade weil das Immunsystem so stark abhängig ist von der richtigen Antwort unseres Körpers auf Temperaturveränderungen, können wir mit keinem anderen Training so unmittelbar und positiv auf das Immunsystem einwirken wie mit einer vernünftigen »Abhärtung«. Allerdings muß gleich hinzugefügt werden – die nächsten Darlegungen werden es bestätigen: Das kann

noch nicht alles sein. Es genügt nicht, schlagkräftige, wache Abwehrkräfte zu besitzen. Sie müssen nicht nur vital und einsatzfreudig sein, sondern sie brauchen darüber hinaus auch das richtige »Wissen«. Denn das aggressivste Immunsystem kann nicht nur nicht ausreichend sein, es kann in seiner Angriffslust sogar bedrohlich werden, wenn es nicht mehr weiß, wann und wo es eingreifen muß. Denken wir nur an die immer noch weiter verbreiteten Allergien: Dabei fehlt es dem Immunsystem nicht an Einsatzbereitschaft und Aktivität. Ganz im Gegenteil. Es greift sehr vehement sogar harmlose Substanzen an, weil es diese nicht von gefährlichen Krankheitserregern unterscheiden kann. Mit Kneippschen Methoden kann dieser Fehler kaum korrigiert werden. In diesem Zusammenhang möchte ich auf mein Buch »Allergie Stop« verweisen.
Das heißt aber: Zu einem kompletten Immun-Training gehört doch noch wesentlich mehr.

Psycho-Neuro-Immunologie: Die Seele und das Immunsystem

Es ist eine Tatsache, die nicht zu leugnen ist: Auch jene, die mit jedem Wetter und selbst mit der ärgsten Witterung vertraut sind, bleiben vor schlimmen Infektionen nicht immer verschont. Und auch sie müssen mit chronischen Leiden rechnen. So ist beispielsweise die Landbevölkerung, die so viel Zeit bei Arbeiten an frischer Luft verbringt, nicht gesünder als die Stadtbevölkerung.
Das ist nur auf den ersten Blick verwunderlich. Bei näherem Hinsehen wird uns klar, daß neben Wetter und

Klima noch zahlreiche andere Faktoren unsere Umwelt bilden – und auch sie verlangen von uns pausenlos Antworten. Dazu gehören nicht zuletzt unsere Mitmenschen. Wir leben in einer ebenso fordernden wie bedrohlichen Gesellschaft, die uns zu Reaktionen zwingt. Wir tun es, indem wir Ehrgeiz entwickeln, uns zur Wehr setzen, um eine bessere Position kämpfen oder Angriffe auf die eigene Stellung durch nachrückende Kräfte abwehren. Wir reagieren erfreut, betrübt, aggressiv, niedergeschlagen, ängstlich, traurig, enttäuscht – und das alles hat, wie wir heute wissen, seine ganz direkten Auswirkungen auf das Immunsystem. Lange Zeit sind solche Zusammenhänge entschieden bestritten und geleugnet worden. Unser Abwehrsystem ist voll autonom, behaupteten die Experten. Und sie konnten diese Aussage eindrucksvoll belegen: Bringt man Zellen des Immunsystems im Reagenzglas mit Bakterien oder Viren zusammen, dann kann man alsbald beobachten, wie sie diese orten und angreifen. Ganz offensichtlich brauchen sie kein Angriffssignal und keine Vernichtungserlaubnis von irgendeiner Zentrale. Sie stürzen sich auf ihre Opfer wie die Katze auf die Maus.

Solche Beobachtungen haben dazu geführt, psychische Faktoren als »Abwehrbremse« oder auch als Immunstimulatoren entschieden abzulehnen und gar nicht erst in Erwägung zu ziehen. Das hat sich in den letzten Jahren allerdings gründlich geändert. Von den USA aus ist ein völlig neuer Zweig medizinischer Wissenschaft herangewachsen, der immer größere Beachtung und Bedeutung findet. Er heißt Psycho-Immunologie oder noch direkter Psycho-Neuro-Immunologie. Von dieser Forschungsrichtung gelangen nun völlig andere Einsichten und Feststellungen zu uns. An der Universität von Alabama in Birmingham (USA) nennt man das Immunsystem inzwischen unseren sechsten Sinn. Die Forscher sind überzeugt davon: Man muß unser Immunsystem als Sinnesorgan betrachten, so eng sind Nervensystem und Immunsystem miteinander verflochten. Die fünf Sinnesorgane sehen, hören, riechen, schmecken und ertasten die Umwelt. Das Immunsystem beurteilt alle diese Sinneseindrücke, bewertet sie und sorgt für die richtigen Antworten. Es reagiert ganz unmittelbar auf das, was wir fühlen und empfinden, ja auf scheinbar flüchtigste Gedanken.

Der Volksmund behauptet es schon immer: Lachen hält gesund! Die amerikanische Psychologin Kathleen M. Dillon hat Ende der 80er Jahre nachgewiesen, daß das tatsächlich stimmt. Lachen stärkt sogar schlagartig das Immunsystem. Die Psychologin nahm Speichelproben von freiwilligen Studenten, um darin spezielle Abwehrzellen zu zählen. Daraufhin durften sich die Studenten zwei Filme ansehen, einen unproblematischen kleinen Tierfilm und eine zwerchfellerschütternde Komödie. Nach jedem Film wurden erneut Speichelproben genommen. Das Ergebnis ist nun doch sehr interessant: Nach dem ersten Film, der kaum Gemütsbewegungen auslöste, hatte sich am Immunstatus nichts geändert. Nach dem Film, der die Probanden zum Lachen brachte, waren die Abwehrzellen deutlich vermehrt. Es muß also einen direkten »Draht« zwischen Seele und Immunsystem geben.

Zwei Tierversuche machten deutlich, wie andererseits Erwartungsängste sich negativ auf das Immunsystem auswirken können: Das erste Experiment ist 1985

durchgeführt worden und als Kampfer-Test in die Geschichte eingegangen: Man bestäubte Versuchstiere mit einer harmlosen Kampferwolke. Der Kampfer riecht auffällig und wird nicht gerade als angenehm empfunden. Doch er löst normalerweise im Körper keinerlei Reaktionen aus. Das zeigte sich auch in dieser ersten Stufe des Tests: Im Blut der Tiere ließen sich keinerlei Veränderungen in den Abwehrmechanismen feststellen. Nun wiederholte man den Vorgang, setzte dem Kampfer aber ein Medikament bei, von dem bekannt war, daß es die Bildung der sogenannten »Killerzellen« anregt. Die Tiere reagierten wiederum wie erwartet: Die Zahl der Killerzellen schnellte in die Höhe. Diesen zweiten Schritt der Versuchsanordnung wiederholte man in regelmäßigen Abständen insgesamt achtmal. Jede Bestäubung der Tiere mit Kampfer plus Medikament führte zu einem deutlichen Anstieg der Killerzellen. Danach folgte der dritte und entscheidende Schritt: Das Medikament wurde wieder abgesetzt. Man hüllte die Versuchstiere wieder wie zu Beginn des Experimentes in die harmlose Kampferwolke. Ihr Organismus hätte folgerichtig registrieren müssen: Lediglich Kampfer, keine Gefahr! Doch weit gefehlt. Die Tiere hatten inzwischen »gelernt«. Ihr Immunsystem »erinnerte« sich an die gemachten Erfahrungen: Die letzten Male bedeutete dieser Geruch Gefahr! Also handelte das Immunsystem entsprechend: Es produzierte wie zuvor bei der Beimischung des Medikamentes Killerzellen. Und das blieb so auch in weiteren Tests. Die Reaktion des Immunsystems ist also nicht von einer Substanz ausgelöst worden, sondern von der Erinnerung.
Ganz ähnlich verlief ein Versuch mit Mäusen. Sie erhiel-

ten mit einer Süßstofflösung einen Lymphozyten-Hemmstoff verabreicht, der Unwohlsein verursacht. Nach mehrmaliger Fütterung reichte auch in diesem Fall der Süßstoff ohne Lymphozyten-Hemmer aus, die konditionierte Immunschwächung und das Unwohlsein auszulösen. Wieder hat das Immunsystem auf eine falsche »Meldung« hin reagiert. Es scheint also doch eine anfeuernde oder hemmende Steuerung des Immunsystems vom Gehirn aus zu geben.

Eine Forschergruppe an der Universität Trier konnte zeigen, daß das nicht nur bei Tieren, sondern ebenso bei Menschen der Fall ist. Sie machten sich die Tatsache zunutze, daß das Hormon Adrenalin die Aktivität der Killerzellen steigert. Freiwilligen Versuchspersonen verabreichten sie einige Tage hintereinander harmlose Adrenalin-Injektionen. Vor und nach der Injektion wurde mit einem speziellen Verfahren die Killerzellen-Aktivität gemessen. Wie erwartet, stieg diese Aktivität innerhalb einer Stunde merklich an. Nach fünf Tagen wurde das Adrenalin, ohne daß die Versuchspersonen davon wußten, durch eine einfache Salzlösung ersetzt, die an sich keinen Effekt auf das Immunsystem hätte haben dürfen. Doch bei den Versuchspersonen war nun auch bei der Salzlösung, genau wie beim Adrenalin, eine deutliche »Aufrüstung« der Killerzellen zu beobachten. Ihr Immunsystem reagierte, als bekäme es das Adrenalin, weil ihm gemeldet wurde, es müsse sich wie bei den vorherigen Injektionen um Adrenalin handeln. Das alles beweist nun doch, daß unser Immunsystem keineswegs so autonom reagiert, wie bisher angenommen wurde. Wie man neuerdings weiß, ist das lymphatische Gewebe auch über direkte Nervenleitungen mit dem Gehirn verbunden. Auf bestimmte Signale hin werden Hormone ausgeschüttet, die sich an Rezeptoren der Lymphozyten anlagern. Trennt man solche Nervenleitungen durch, verliert das Immunsystem an Wirkung. Die Psycho-Neuro-Immunologie befaßt sich speziell mit den Vorgängen, die sich zwischen Gehirn, Nervensystem, Hormonsystem und Immunsystem abspielen.

Nun versteht man plötzlich die Aussagen erfahrener Ärzte, die uns immer wieder warnen: »Die Angst eines völlig Gesunden vor Krebs führt sicherer und schneller zum Tumor als Millionen Krebszellen«: Die Angst irritiert und schwächt pausenlos das Immunsystem. Angst macht anfällig für Infektionen. Angst ist ein schlimmer Krankmacher!

Das alles ist keineswegs so neu, wie es sich anhören könnte. Wir sind gegenwärtig nur dabei, das wissenschaftliche Fundament zu legen für das, was zu allen Zeiten selbstverständlich gewesen ist. Schon der griechische Arzt am römischen Kaiserhof, Galenos, hat beobachtet, daß »melancholische« Frauen, also Frauen mit starken Depressionen, häufiger an Brustkrebs erkranken als glückliche und zufriedene Frauen. Die alten Chinesen wußten vor 5000 Jahren schon, daß Angst nicht nur Magenschmerzen und Durchfall auslösen kann, sondern auch ganz direkt auf das Abwehrsystem und auf Organfunktionen einwirkt. Die Freude haben sie dem Herz zugeordnet, Trauer und Kummer der Lunge. Die Tuberkulose galt als das Leiden der Verzagten – eine Meinung, die auch in unserer Heimat vor rund 100 Jahren noch weit verbreitet war. Das Grübeln, sagten die Chinesen, drückt auf die Milz – eines der

wichtigsten Abwehrorgane unseres Körpers – Angst und Furcht schädigen die Nieren.
Zu allen Zeiten war bekannt, daß man Warzen besonders schnell und problemlos wegbringen kann, wenn es gelingt, den Patienten von der Wirksamkeit irgendeines »Zaubers« oder eines Gebetes zu überzeugen. Was man nicht wußte, sonst hätte man solche Versuche wahrscheinlich gar nicht angestellt, ist die Tatsache, daß es sich bei Warzen um die Folgen einer Virusinfektion handelt. Vieles traut man der Kraft des Glaubens zu, aber sollte der Glaube auch Viren vernichten und ihr Zerstörungswerk am Körper reparieren können?
Die neuesten Forschungen in der Psycho-Neuro-Immunologie zeigen, daß die Zusammenhänge viel einfacher sind und daß wir einfach noch falsch denken: Der Kummer »bricht« kein Herz. Doch er vermeldet dem Immunsystem: »Die Situation ist hoffnungslos. Es hat keinen Sinn mehr, sich groß aufzubäumen!« Und solche Meldungen werden offensichtlich verstanden und ganz wörtlich genommen. Nicht die Gefahr von außen ist bedrohlich, sondern die Antwort darauf. Wie oft habe ich als Arzt erlebt – und jeder, der sich mit kranken Menschen abgibt, könnte ähnliche Erfahrungen berichten –, daß Menschen in einem hoffnungslosen Zustand sagten: »Ich darf noch nicht sterben. Ich muß erst noch dies oder jenes erledigen.« Und dann starben sie auch nicht, bis sie ihr Ziel erreicht hatten. Umgekehrt begegnet man immer wieder Menschen, denen eigentlich nichts fehlt. Doch sind sie lebensmüde. Sie sagen: »Ich mag nicht mehr!« In solchen Fällen ist alle ärztliche Kunst vergebens. Die Lebensflamme erlischt.
Wie oft können wir Ärzte einen direkten Zusammen-

hang zwischen einem besonders harten Schicksalsschlag und der unmittelbar nachfolgenden Erkrankung beobachten: Eine Frau verliert nach zehn Jahren glücklicher Ehe ihren Mann durch einen Verkehrsunfall. Sie ist erst 31 Jahre alt, aber von dem herben Verlust so tief betroffen, daß sie wenige Monate nach dem Tod ihres Mannes vorzeitig in die Wechseljahre kommt. Wieder nur wenige Wochen später muß sie sich einer schweren Krebsoperation unterziehen. Beides, das darf man mit Bestimmtheit sagen, sowohl die verfrühte Menopause wie auch die Krebserkrankung, wäre ihr ohne das Leid der jähen Trennung erspart geblieben. Diese Frau hat es selbst niemals laut ausgesprochen, daß sie nicht mehr leben möchte. Doch das, was sie empfand, was sie entgegen ihrer Äußerungen wirklich dachte und wollte, das ist von ihrem vegetativen Nervensystem und somit von den Hormondrüsen und nicht zuletzt vom Immunsystem verstanden worden: »Es lohnt sich nicht mehr. Ohne meinen Mann hat dieses Leben keinen Sinn mehr.« Das Immunsystem nimmt das ganz wörtlich. Man kann es nicht belügen!

Lassen Sie mich ein weiteres Beispiel anführen, das ebenso deutlich die Zusammenhänge zwischen Seele und Immunsystem widerspiegelt: Nach einer Brustkrebsoperation kam eine sehr liebenswerte Frau aus Innsbruck zu uns. Sie war die Mutter von vier Töchtern. Diese bereiteten ihr, wie sie mir erzählte, nur Kummer. Sie waren nicht verheiratet, hatten aber Kinder und verkehrten nach ihren Vorstellungen in den untersten sozialen Schichten. Sie hatte erfahren, daß zumindest eine der Töchter auch mit Rauschgift in Kontakt gekommen war. Als diese Frau mir ihr Herz ausschüttete, begann sie zu weinen und sagte: »Was habe ich nur falsch gemacht? Ich finde schon keinen Schlaf mehr, weil mich die furchtbare Schuld quält: Ich bin schuld, daß meine Kinder so mißraten sind. Ich hätte sie besser erziehen müssen!«

Sollte es Zufall sein, daß diese Frau an Brustkrebs erkrankte? Ich kenne viele Dutzend ähnlicher Fälle, die beinahe wie eine Art Selbstbestrafung aussehen: Schuldgefühle verleiten das Immunsystem dazu, Fehler zuzulassen.

Ich möchte noch einmal ausdrücklich betonen, und das sollten Sie unbedingt beherzigen und sehr wörtlich nehmen: Es genügt nicht, über die Zusammenhänge zwischen Gedanken, Nervensystem und Immunsystem Bescheid zu wissen. Man muß, um gesund zu bleiben, auch absolute Ehrlichkeit aufbringen. Sie können Ihrem Partner, den Kindern, den Eltern und den besten Freunden etwas vormachen. Die Zentrale Ihres Körpers, die die entsprechenden Signale an Organe, Drüsen, Immunsystem weitergibt, läßt sich nicht belügen. Niemals. Es nützt nichts, um wieder ein Beispiel zu nennen, sich selbst einreden zu wollen: »Ich habe meinen Krebs besiegt!« Wenn auch nur der geringste Zweifel an dieser Feststellung besteht, wenn man im Innersten fürchtet, daß es tatsächlich doch nicht so ist, dann wird das Immunsystem sich an den Zweifel und an die Befürchtungen halten. Mit Willensanstrengungen oder mit Selbsttäuschungen erreichen Sie überhaupt nichts, solange die tiefe Überzeugung fehlt. Sie können auch nicht so tun, als hätten Sie einen schweren Konflikt gelöst, eine bittere Enttäuschung verkraftet. Solange unterschwellig auch nur ein Rest von Kummer oder Angst oder Haßgefühlen zurückbleibt, so lange hört Ihr Körper auf diese Signale.

Das bedeutet aber: Ein wirksames Immun-Training kann sich keineswegs auf ein körperliches Training beschränken, so hilfreich es sein mag, auch die Seele ist aufzumuntern. Körperliche Ertüchtigung könnte zwar die Muskeln kräftigen und zur besseren Durchblutung der Haut beitragen, vielleicht auch Herz und Kreislauf stärken. Für das Immunsystem ist es nur hilfreich, wenn es zugleich Spaß bereitet und glücklich macht.

Das Immun-Training beginnt nicht in den Beinen, sondern im Kopf!

Das ist der vielleicht wichtigste Satz in diesem Buch. Sie sollten ihn aufschreiben und über den Schreibtisch hängen und keinen Tag beginnen, ohne sich daran erinnert zu haben!

Streß – und seine krankmachenden Folgen

Ein besonders deutliches Beispiel für die Auswirkungen seelischer und gedanklicher Einwirkungen auf unser Immunsystem ist das, was wir gewöhnlich mit Streß bezeichnen. Gemeint damit ist nicht der tägliche Einsatz bis zur völligen Erschöpfung, sind auch nicht die Überfülle an Pflichten und das hohe Tempo, das uns abverlangt wird. Das alles macht noch nicht krank, solange eine gewisse Begeisterung und Freude damit verbunden ist. Der Streß, der hier als bedrohlich geschildert wird, ist der Zustand ständiger Angst, dem Leben nicht gewachsen zu sein, im Beruf, in der Partnerschaft, in der gesellschaftlichen Position zu scheitern. Wir steigern uns in einen maßlosen Ehrgeiz hinein, um tüchtiger zu sein als Konkurrenten. Wir fühlen uns bedroht, hintergangen, ausgenutzt, vielfach auch einfach hilflos und erfüllt von Argwohn. Damit aber setzen wir ständig einen im Grunde segensreichen Mechanismus in Gang, den die Natur als lebensrettende Notfallreaktion eingerichtet hat: Wie vor Jahrmillionen gibt es auch heute noch Situationen, in denen uns keine Zeit bleibt, lange Entscheidungen zu treffen. Es muß sofort und ganz spontan reagiert werden. Früher waren es Begegnungen mit wilden Tieren, mit Feinden, mit Naturgewalten, die ein blitzschnelles Reagieren verlangten. Ohne den Streß-Mechanismus hätte die Menschheit keine Überlebenschance besessen. Heute stehen wir vielleicht einem heranbrausenden Auto auf der Straße gegenüber und können uns nur mit einem Sprung zur Seite retten. Ob wir nun springen, einen Schritt zurücktreten oder wie gelähmt stehenbleiben: es geschieht automatisch, ohne langes Überlegen. Unser Organismus hat auf Reflex geschaltet und nach dem »eingefleischten Programm« gehandelt – ob das nun richtig war oder nicht. Dabei hat er zugleich Kräfte entfaltet, über die wir normalerweise vielleicht gar nicht verfügen.

Diese Streßreaktion wurde nur möglich, weil unser Organismus auf einen Sinnesreiz hin, der Gefahr signalisierte, schlagartig alles abgeschaltet hat, was die sofortige Reaktion hätte behindern können. Dieses Abschalten kann man beim Autofahren beispielsweise beobachten: Mitten im Satz verstummt der Fahrer, reißt das Steuer herum oder tritt auf die Bremse. Er kommt weder dazu, das Ausweichmanöver zu überdenken und zu planen, noch kann er die begonnene Denkleistung zu Ende bringen. Das Gefährliche an solchen streßbedingten Denkausfällen ist ja gerade, daß das rasche und rechte Verhalten in Fleisch und Blut übergegangen sein muß. Wenn das nicht der Fall ist, reagieren wir verhängnisvoll falsch.

Wie das Denken, so werden in solchen Augenblicken auch viele andere Körperfunktionen abgeschaltet, etwa die Verdauung, die Wärmeregulierung, sexuelle Ansprechbarkeit und vieles andere mehr. Alle Kräfte werden gebraucht, die Voraussetzungen für eine sofortige, ungewöhnliche Leistung zu schaffen. Es wird noch einige Zeit ein Rätsel bleiben, wieso das alles überhaupt so blitzartig funktionieren kann. Doch die Streßmechanismen sind ein eindrucksvolles Beispiel dafür, wozu unsere Körperkräfte im Notfall fähig sind:

Es schießen »Aufweckhormone« ins Blut; Herzschlag und Atmung gehen schneller und heftiger; der Blutdruck steigt an. Im Nu sind die Muskeln um das Doppelte besser durchblutet und mit »Betriebsstoffen«, also mit Zucker und Fetten, versehen; selbst das Blut wird enzymatisch verändert, damit es gegebenenfalls schneller gerinnt: Streßalarm, das hieß früher eben Aufrüstung für den Kampf um Leben und Tod. Zweifellos ist er eine der imponierendsten Leistungen unseres Organismus, eine perfekte Antwort auf eine Bedrohung aus der Umwelt.

Das Fatale an dieser Reaktion ist nicht, daß es sie heute noch gibt. Wie gesehen, geraten wir nach wie vor in Situationen, in denen uns nur eine Streßreaktion retten kann. Schlimm ist dagegen, daß wir unentwegt auf völlig überflüssige Weise in solchen Streß geraten, obwohl nicht die geringste Gefahr oder Bedrohung gegeben ist. Es ergeht uns wie den Versuchstieren in der Kampfer-

wolke: Unser Kopf vermeldet dem Organismus eine Gefahr, die gar nicht existiert. Und der ist wieder einmal zur Reaktion gezwungen.
Streß wird heute ausgelöst bei einer Begegnung mit dem Chef, durch Termindruck, Karrieresucht, Partnerschaftsprobleme – und nicht zuletzt durch die Angst vor Leid und Krankheit. Jedesmal aber, wenn solche Befürchtungen, Sorgen, Versagensängste auch nur in geheimsten Gedanken auftauchen, wird der Alarm ausgelöst – mit allen »Abschaltungen« und »Ankurbelungen«. Unser Körper muß völlig verändert reagieren.
Hier soll keineswegs der Streß verteufelt werden. Ohne die gesunde Form der starken Anspannung wäre keine echte Leistung möglich und auch kein rechtes Wohlbefinden. Streß als Mobilisator der Stoffwechselprozesse ist ein unschätzbarer Heilfaktor – vorausgesetzt, er wird nicht zum einseitigen Dauerzustand; vorausgesetzt auch, wir sorgen nach jeder Streßsituation für einen natürlichen Abbau der Streßfolgen: Der Zucker, die Fette müssen wieder aus dem Blut, ohne daß der Organismus gezwungen wird, komplizierte Stoffwechselprozesse in Gang zu setzen. Das Blut muß von der erhöhten Gerinnungsfähigkeit befreit werden, damit sich keine Thromben bilden und somit kein Infarkt. Was uns hier aber am meisten interessiert – obwohl das alles auch mit dazugehört: Das Immunsystem muß Zeit und Gelegenheit finden, zur normalen Aktivität zurückzukehren. Wie wir gesehen haben, verändert das »Aufweckhormon« Adrenalin die Aktivität zumindest mancher Abwehrzellen. Adrenalin ist aber bei jeder Streßsituation entscheidend beteiligt. Tatsächlich vermehren sich im Streß die weißen Blutkörperchen geradezu hektisch. Nach dem

biologischen Grundgesetz, das wir am Anfang dieses Buches kennengelernt haben, muß eine pausenlose Alarmsituation zur Überforderung und damit zur Erschöpfung führen. So gibt es längst keinen Zweifel mehr daran, daß viele vermeintliche »Erkältungen« nicht aus Temperaturveränderungen resultieren, sondern durch übermäßigen Streß und durch zuwenig entspannenden Schlaf zustande kommen. Auch »Verschnupfungen« des Gemüts und Ärger können – wie der Volksmund sehr richtig sagt – »Erkältungen« auslösen. Wir sind dann »verschnupft«!

Für unser Thema »Immun-Training« ist besonders alarmierend, was Professor Dr. Hans Selye, der Vater der Streßforschung, nachweisen konnte: Unentwegter Überstreß führt zu Entzündungen und Verkümmerungen der Nebennierenrinde, womit dem Körper dann so wertvolle Hormone wie Adrenalin und Cortison fehlen. Streß richtet schwerste Schädigungen an der Milz und an anderen Lymphknoten an. Kurz gesagt: Menschen, die unentwegt in übermäßigem Streß stehen, sind besonders infektionsanfällig. Um es noch einmal herauszustellen: Nicht die harte Arbeit macht krank, nicht einmal die Arbeitswut, nicht das zeitweise übermäßige Pensum. Das Immunsystem wird geschädigt durch den pausenlosen sinnlosen Alarm. Nicht zuletzt deshalb gehört bei uns im Schwarzwald-Sanatorium Obertal das Autogene Training schon beinahe unverzichtbar zu jeglichem Immun-Training. Der moderne Mensch braucht kaum etwas anderes so notwendig wie die Fähigkeit, richtig abzuschalten, immer wieder tief durchzuatmen, sich zu entspannen und an etwas Erfreuliches zu denken. Das muß in jeder Situation gelingen.

Rufen Sie Ihre körpereigenen »Drogen« ab!

Die Freude muß immer und überall dabeisein, denn mit ihr im Bunde ist alles andere lösbar.
Woher soll sie kommen, wie sollte ich mich, solange die Sorgen drücken, freuen können – und worüber, wenn ich doch nur verzweifelt und trostlos bin? Ist es nicht unmenschlich und unmöglich zugleich, zu fordern, ich soll mich über irgend etwas freuen, wenn ich gerade meinen Partner verloren habe? Wie kann ein moderner Mensch sich angesichts der Umweltzerstörungen und der doch sehr zweifelhaften Zukunft der Menschheit überhaupt noch freuen? Sind wir nicht gezwungen, uns immer noch mehr Sorgen zu machen?
Das ist genau der Punkt, an dem das Immun-Training ansetzen muß: Unser Immunsystem kann sich nur befreit und ungehemmt seinen vielfältigen Aufgaben widmen, wenn die »Sperre« im Kopf gelöst wird. Sie zu lösen ist aber Aufgabe körpereigener Drogen, die ein kleines Zentrum in unserem Gehirn herstellt. Diese Drogen aber gelangen nur ins Blut, wenn sie in der Freude »abgerufen« werden.
Diese Entdeckung ist ebenfalls noch ganz neu: In unserem Gehirn gibt es einen kleinen Bezirk, der nichts mit Denken, Erinnern, Speichern von Erfahrungen zu tun hat. Er ist ein Hochleistungslabor von unglaublicher Fähigkeit: In ihm werden »Drogen« produziert. Ihrer chemischen Struktur nach sind sie manchen Rauschgiften zum Verwechseln ähnlich. Wenn diese Drogen, man nennt sie Endorphine, ins Blut gelangen, vermitteln sie jenes bekannte Glücksgefühl, das uns gelegentlich überfällt, wenn wir wunderschöne Musik hören, einem be-

sonders sympathischen Menschen begegnen oder sonst ein »bewegendes« Erlebnis haben. »Bewegend« ist ganz richtig, denn immer dann, wenn wir etwas Beglükkendes, Schönes in uns aufnehmen und uns darüber freuen – und wäre es nur der Anblick einer kleinen Blume am Wegesrand –, schüttet unser Gehirnlabor seine »Glücksdrogen« ins Blut. Und dann fühlen wir uns plötzlich wie berauscht, beschwingt, innerlich wohl. Genau diese Voraussetzungen braucht aber unser Immunsystem, um ungehindert alle Kräfte sammeln und ordnen zu können. Denn die »Drogen« gelangen auch zu ihnen.

Die Versorgung unseres Körpers mit Endorphinen ist nun wiederum von den beiden grundlegenden Fehlern bedroht: Entweder rufen wir die Drogen nicht mehr ab, weil wir uns in bitterer Resignation eingeredet haben, diese Welt habe doch nichts Beglückendes zu bieten. Dann wird unser »Labor« im Gehirn seine Produktion früher oder später einstellen. Oder wir lassen so viele Reize auf uns hereinprasseln – mit pausenloser Musikberieselung, mit stundenlangem Fernsehen, mit unmäßigen Gaumenfreuden und dergleichen mehr –, daß sich das »Drogenlabor« erschöpft beziehungsweise das Immunsystem auf die Drogen nicht mehr reagiert.

Der erste Schritt zu einem effektiven Immun-Training heißt deshalb: Wir dürfen keine Verbitterung zulassen, was immer uns begegnet sein mag. Wir dürfen uns bei aller Traurigkeit, bei noch so großen Enttäuschungen nicht den kleinen Alltagsfreuden verschließen, sondern müssen sie in uns aufnehmen. Wir müssen unsere Sinne öffnen und sie die Kostbarkeiten des Lebens kosten lassen – über die Augen, die Ohren, die Nase, die Zunge,

über die Haut – und zwar ganz bewußt, sonst bleiben die selbstfabrizierten Drogen verschlossen in ihrem Labor. Wir benötigen sie aber im Blut. Unser Immunsystem braucht sie! Wenn wir aber verbittert sind, haben wir nur dann eine Chance, unsere Gesundheit zu retten oder wiederherzustellen, wenn es uns gelingt, diese Verschlossenheit gegenüber unserer Umwelt zu durchbrechen und zu innerer Ausgeglichenheit und Lockerheit zurückzufinden.
Genau dasselbe gilt im Falle einer gestörten Gesundheit: Die erste Frage dürfte nicht lauten: Warum hat das ausgerechnet mich getroffen – wie so viele Patienten herumgrübeln. Sie müßten sich fragen: Wie kann ich es anstellen, daß ich wieder eine positive Lebenseinstellung zurückgewinne, damit die Heilkräfte meines Körpers erfahren, daß ich wirklich an einer Genesung interessiert bin?
Ich persönlich bin überzeugt davon – auch das gehört hierher –, daß die immer häufiger zu beobachtenden Allergien auch viel mit der Angst vor Giften und Schadstoffen in unseren Lebensmitteln, in unserer Luft, im Wasser zu tun haben. Vielleicht ist es uns gar nicht bewußt, daß diese Angst beim Atmen und beim Essen immer dabei ist. Das Immunsystem verspürt sie – und reagiert. Die Befürchtungen lassen sich gewiß nicht einfach vom Tisch wischen. Die Gefahren sind nun einmal größer geworden. Doch vielleicht gewinnen wir nach und nach doch etwas mehr Vertrauen in die wunderbaren Fähigkeiten unseres Immunsystems, so daß sich dieses tatsächlich beruhigen läßt und seine Irritation aufgibt, weil die falschen Signale ausbleiben.
Auf der anderen Seite muß der Mensch unserer Tage

für ein Eindämmen der Reizflut sorgen. Ich habe es schon in früheren Büchern erwähnt und möchte es hier wiederholen: Gemessen an der Summe der Erlebnisse eines Menschen noch vor 100 Jahren, sammeln wir durch das, was über die modernen Medien auf uns hereinstürmt, ein Vielfaches. Das alles aber will, im wahrsten Sinn des Wortes, »verdaut« sein. Jede seelische Regung vor dem Fernsehgerät löst vielfältige Reaktionen in unserem Körper aus. Wenn wir mit dem Krimihelden zittern, dann können wir unserem Körper nicht vormachen, es handle sich ja nur um ein Spiel, um etwas Unwirkliches. Er empfindet die Wirklichkeit des Erlebens. Er schüttet Adrenalin aus, um nur eine Reaktion zu erwähnen. Er setzt damit die Abwehrzellen in erhöhten Alarmzustand. Wir dürfen das nicht als Bagatelle abtun. Deshalb ist heute eine Abschirmung von Umweltreizen nötig, weil sonst, wenn das nicht geschieht, unser Immunsystem vorzeitig erschöpft ist.
Umgekehrt, das sollte viel mehr als bisher beachtet werden, ist die Möglichkeit der psychischen Einwirkung auf somatisches Geschehen doch auch eine riesige Chance. Man spricht bis heute in der sogenannten Psychosomatik, dem Wissenschaftszweig der Medizin, der sich mit den psychischen Ursachen für körperliche Leiden und umgekehrt mit körperlichen Ursachen für psychische Leiden befaßt, immer nur von dem, was krank macht. Unsere Seele ist aber auch die denkbar stärkste Heilkraft, die wir bewußt einsetzen müssen. Wir sollten deshalb viel mehr als bisher betonen, daß nicht nur Krankheiten psychisch bedingt sind, sondern auch die Gesundheit. In der Naturheilkunde ist das immer schon selbstverständlich gewesen: Wir sollten die Freude und

das Glück als Heilkraft einsetzen! Und zwar täglich. Wenigstens für ein paar Minuten. Das ist immer und überall möglich. In der größten Hetze, wenn es uns gelingt, für ein paar Minuten abzuschalten, die Augen zu schließen und uns etwas Schönes vorzustellen. Der Gedanke an ein köstliches Essen läßt das Wasser im Munde zusammenlaufen. Das ist ganz wörtlich zu nehmen. Die Vorstellung einer friedlichen Landschaft, einer beglükkenden Begegnung regt auf genau die gleiche Weise unser Immunsystem zu gesunden Reaktionen an.
Übrigens sagen viele heute – und das leuchtet mir ein: Wenn man mit seinem Körper, seinen Organen, seinem Immunsystem sprechen möchte – das sollte man wirklich tun –, dann müsse man keine Worte verwenden, sondern Bilder. Weil die Imagination die Ursprache des Lebens darstellt. Je klarer und deutlicher ein Bild vor unser geistiges Auge tritt, desto besser wird es von unserem Körper verstanden.

Verhängnisvolle Antibiotika

Zu den schlimmsten »Sünden« an unserem Immunsystem gehört heute zweifellos die viel zu häufige, oft unsinnige Anwendung von Antibiotika und »chemischen Keulen«, die uns rasch wieder auf die Beine helfen sollen. Keiner soll merken, daß wir krank waren.
Um es ganz klar zu sagen: Dank der Antibiotika, denen wir unendlich viel verdanken, haben sich die Bilder von Gesundheit und Krankheit so grundlegend verändert, daß man sich heute kaum mehr vorstellen kann, wie die gesundheitliche Situation früher gewesen ist.

Früher, das heißt in diesem Fall nicht etwa vor Jahrhunderten, sondern vor nicht mehr als 50 Jahren. In den 30er Jahren gab es noch keine Antibiotika. Damals stellte eine Diphtherie beispielsweise eine tödliche Bedrohung dar. Heute begegnet uns die Krankheit kaum noch. Wenn eine Diphtherie als Epidemie auftrat, raffte sie viele tausend Kinder dahin. Eltern und Ärzte mußten beinahe tatenlos zusehen, wie das Kind mit dem Tode rang und schließlich qualvoll erstickte. Selbst ein Luftröhrenschnitt war nicht immer die Rettung. Die Ausscheidungsgifte der Bakterien konnten zu einer Nervenlähmung führen, etwa zu einer Lähmung der Atemmuskulatur. Oder die Krankheit schien bereits überwunden, dann zeigte sich ein rheumatisches Fieber, das zu Deformationen der Herzklappen führte – ebenfalls eine Komplikation, die es heute praktisch nicht mehr gibt. Noch leben unter uns viele Eltern, die sich noch sehr lebhaft an die Tage und Nächte erinnern, in denen sie zwischen Bangen und Hoffen am Kinderbett wachten. Und es gibt auch noch viele zehntausend Bundesbürger, die Jahre in einer Lungenheilanstalt verbringen mußten und viel Glück hatten, daß sie jemals wieder gesund wurden. Wenn damals ein Kind an einer Gehirnhautentzündung erkrankte, beteten die Eltern um einen raschen Tod, weil sie befürchten mußten, im Falle der Genesung müßte es geistig schwer behindert weiterleben. In den meisten Fällen war es so.
Dank gezielter Impfungen, vor allem aber dank der Antibiotika, scheinen bakterielle Infektionen heute keine bedrohliche Rolle mehr zu spielen. Das Wort Bazillen, einst kaum weniger furchteinflößend als heute das Wort AIDS, ist aus unserem Sprachschatz verschwunden.

Über Nacht lassen sich heute Krankheiten besiegen, die vor einem halben Jahrhundert noch lebensbedrohend waren. Ein Riesenerfolg der Medizin!
Die Frage ist nur, ob die Krankheiten wirklich besiegt sind.
Die Situation stellt sich heute folgendermaßen dar: Wenn ein Kind heute an einer Angina erkrankt, einer Krankheit, die sein Leben normalerweise nicht bedroht, dann injiziert ihm der Arzt eine Million Einheiten Penicillin. Am nächsten Tag schon fühlt sich der kleine Patient fieberfrei. Er verspürt keine Halsschmerzen, keine Gliederschmerzen mehr. Er möchte aufstehen und herumtollen. Und irgendwie ist es ja auch nicht einzusehen, warum das Kind im Bett bleiben sollte.
Doch was hat sich tatsächlich ereignet? Der Organismus des Kindes ist mit einem Pilz überschwemmt worden, der die Bakterien am Wachstum hindert und sie vernichtet. Ziemlich genau die Hälfte der Bakterien ist umgekommen – naturgemäß waren es die schwächeren. Das Kind fühlt sich wieder wohl, weil das Immunsystem angesichts der stark verminderten Krankheitserreger den »Großalarm« abgeblasen hat. Doch die Infektion ist keineswegs aus der Welt geschafft. Mit einer zweiten Antibiotika-Behandlung kann wieder die Hälfte der Bakterien vernichtet werden. Es sieht tatsächlich so aus, als bliebe jedesmal eine Hälfte übrig, wie oft man auch Antibiotika einsetzt. Und immer sind es naturgemäß die stabilsten Bakterien. Diese haben inzwischen aber dazugelernt und wissen sich schließlich gegen Antibiotika zu behaupten. Sie sind resistent geworden.
In sehr vielen Fällen wird das Antibiotikum viel zu früh abgesetzt, weil keine Krankheitsanzeichen mehr gege-

ben sind. Dann aber ist in vier Wochen mit einer neuen Angina, vielleicht auch mit einer Infektion an ganz anderer Stelle, etwa mit einer Harnleiterinfektion, zu rechnen. Diese zurückgekehrte Krankheit ist aber schon wesentlich bedrohlicher als die ursprüngliche. Die Krankheitserreger fanden mittlerweile Gelegenheit, weiter in den Organismus vorzudringen. Um ihnen beizukommen, muß ein anderes, bereits stärkeres Antibiotikum eingesetzt werden. Zugleich ist das Immunsystem aber auch sehr intensiv damit beschäftigt, das Penicillin aus dem Blut zu schaffen. Denn es gehört ja nicht dorthin. Wäre es verwunderlich, wenn das Immunsystem, das derart traktiert wird, niemals voll zum Zuge kommt, sondern immer wieder abgebremst und zugleich überbelastet wird, eines Tages sich nicht mehr auskennt? Ganz abgesehen davon, daß dieses System nie mehr die Chance bekommt, sich selbst im Training fit zu halten.

Ich schildere das deshalb so eindringlich, weil ich klarmachen möchte, wie verhängnisvoll es sein kann, die Befreiung von Krankheitssymptomen mit der Rückgewinnung der Gesundheit zu verwechseln. Ich habe schon aufgezeigt, daß nicht die Krankheitserreger diese Symptome verursachen, sondern daß sie zum Abwehrkampf gehören, daß sie Maßnahmen des Immunsystems sind und wichtige Waffen gegen Krankheitserreger. Ich muß es hier ganz deutlich sagen: Wer bei jeder Kleinigkeit Antibiotika einsetzt, dessen Immunsystem ist letztlich untrainiert und obendrein auch noch geschwächt – und damit im wirklichen Ernstfall auch nicht in der Lage, perfekt zu funktionieren. Es ist kein Zeichen einer Schwäche, wenn sich ein erwachsener Mann einmal oder auch zweimal im Jahr mit einem grippalen Infekt ins Bett legt, um seinem Organismus damit die Chance zu geben, sich einmal voll zu bewähren. Auch die Chefs sollten endlich einsehen, daß dies kein »Krankfeiern« ist, weil ihre Mitarbeiter arbeitsscheu sind. Der Erkrankte, der sich zu Hause auskuriert, steckt seine Kolleginnen und Kollegen nicht an, er ist für die Firma wertvoller, wenn er nach acht Tagen wieder gesund und leistungsfähig zurückkehrt, als wenn er nur mit schwerem Kopf herumhängt und übermäßig viele Fehler macht.

Das Ökosystem in unserem Körper

An dieser Stelle möchte ich zu einem Gedanken zurückkehren, der schon einmal angeklungen ist und sich recht absonderlich angehört haben mag. Nicht zuletzt die Risiken einer ungezügelten Antibiotika-Anwendung zwingen uns zu solchen Überlegungen: Ist es nicht höchste Zeit, daß wir uns um eine ganz neue Einstellung bemühen zu dem, was wir unter Gesundheit verstehen? Wer von uns ist noch tatsächlich gesund?

Es geschieht heute relativ selten, daß wir Ärzte Patienten begegnen, die eindeutig an einer einzigen gesundheitlichen Störung leiden. Wenn sie endlich zum Arzt finden, sind fast immer schon mehrere Beschwerden zusammengekommen. Um nur ein Beispiel für derartige »multiple Erkrankungen« herauszugreifen: Frau Elvira L., 37, kam vor Jahren zu uns nach Obertal, weil sie seit zehn Jahren unter schwersten Migräne-Anfällen litt. Diese traten mittlerweile zweimal wöchentlich auf. An

diesen Tagen war Frau L. arbeitsunfähig. Aller Wahrscheinlichkeit nach hätte sie noch lange zugewartet, wären die heftigen Schmerzen nicht gewesen.
Bei der ersten gründlichen Untersuchung ergab sich dann eine ganze Reihe zusätzlicher Leiden: Schultersteife, schmerzhafte Versteifungen der Lendenwirbel, chronische Bronchitis im Anfangsstadium, Allergie gegen verschiedene Substanzen in kosmetischen Präparaten. Frau L. berichtete, daß sie fünf- bis sechsmal im Jahr an Halsschmerzen leidet. Die Mandeln hatte man ihr schon entfernt, als sie noch ein Kind war, doch die häufigen Infektionen waren geblieben.
In einem solchen Fall muß man sich unwillkürlich fragen: Was hat diese noch so junge Frau so gründlich falsch gemacht, daß es zu einer derartigen Zerrüttung der Gesundheit kommen konnte? Trotz großer Tüchtigkeit in ihrem Beruf als Innenarchitektin hatte sie schon zweimal ihren Job verloren, weil die Arbeit während ihrer allzu häufigen Abwesenheit liegengeblieben war. Und wie so oft in ähnlichen Situationen hatte sie viele hämische Bemerkungen anhören müssen: »Dir fehlt doch nur ein verständnisvoller Lebenspartner. Dein Frust macht dich krank!« Oder auch: »Du solltest endlich Sport treiben und deine Zimperlichkeit ablegen!«
Doch Frau Elvira L. war weder verzärtelt noch depressiv. Ihr Krankheitsbild fiel auch keineswegs aus dem üblichen Rahmen. Nein, sie gehörte zu jenem immer größer werdenden Heer von Patienten, die durch massive medikamentöse Eingriffe das »Ökosystem der Innenwelt« zum Kippen gebracht haben.
Ich sprach schon andeutungsweise davon: Vor wenigen Jahrzehnten träumten wir Ärzte noch davon, wir könn-

ten die Krankheiten endgültig aus der Welt schaffen, indem wir einen Krankheitserreger nach dem anderen kurzerhand ausrotten. Wir haben den Bakterien, Viren, Pilzen den Kampf angesagt. Und das schien auch ganz logisch zu sein: Herrscht nicht tatsächlich in unserem Organismus von der Geburt bis zum Tode ein gnadenloser, unerbittlicher Kampf zwischen Angreifern und Abwehrkräften? Ist die Natur in uns nicht ebenso auf Fressen und Gefressenwerden eingestellt, wie das auch um uns herum in der Natur der Fall ist?

Gewiß. Aber so wie draußen ist es auch in unserem Körper: Das Leben in seinen tausendfältigen Artentfaltungen ist auf alle Arten angewiesen. Wir haben inzwischen eingesehen, daß man Stechmücken nicht ausrotten kann, ohne das Leben der Frösche, der Vögel und anderer Tiere mitzugefährden. Und wenn es keine Frösche und Vögel mehr gibt, dann nehmen statt der Steckmükken Raupen und anderes »Ungeziefer« überhand, so daß die neue Plage größer ist, als die alte es war. Wir müssen eine neue, noch schlimmere Ausrottungskampagne starten. Wir haben gelernt, daß wir mit Massenvernichtung nicht in das sehr labile Gleichgewicht der Naturkräfte eingreifen dürfen, weil wir sonst unsere Erde in eine leblose, vergiftete, unfruchtbare Öde verwandeln. Wenn wir dagegen dafür sorgen, daß alle Lebewesen, Pflanzen, Tiere und der Mensch, ihren gesunden Lebensraum finden, dann wird das natürliche Gleichgewicht dafür sorgen, daß keine Art überhandnehmen kann und auch keine bedrohlich wird.

Warum eigentlich sollte das in unserem Körper anders sein? Ein gesundes Immunsystem weiß sich zu wehren und jeder Gefahr Herr zu werden. Wenn wir dagegen massiv eingreifen, dann zerrütten wir das Ökosystem. Wir riskieren, daß nicht nur das ausgerottet wird, was uns bedrohen könnte, sondern wir entziehen auch hilfreichen, nützlichen Mikroorganismen, auf die wir angewiesen sind, die Lebensgrundlagen – und machen unter Umständen andere stark, die ihre natürlichen Feinde verloren haben.

Ich sprach schon vom Schock der Menschheit, als sie vor 150 Jahren zur Kenntnis nehmen mußte, daß es auf unserer Haut, in unserem Mund, in den Atemorganen, im Darm von Bakterien, Viren, Pilzen nur so wimmelt, daß diese winzigen »Tierchen« und das »Unkraut« überall und jederzeit milliardenfach zugegen sind – auch wenn wir uns noch so gründlich gewaschen haben. Dieser Schock hat einen tiefen Abscheu und eine starke Feindschaft gegen diese unheimliche Welt der Mikroorganismen ausgelöst – gerade so, als wären wir plötzlich von einer unsichtbaren, allgegenwärtigen Heimtücke befallen, die wir unter allen Umständen wieder loswerden müssen. Wenn wir ehrlich sind, müssen wir zugeben, daß sich an dieser Einstellung bis heute nur wenig geändert hat. Abscheu und Angst sind noch gegenwärtig.

Dabei haben wir völlig übersehen, daß wir ohne die Mikroorganismen gar nicht leben könnten, daß nur sehr wenige der vielen tausend Arten überhaupt Krankheitserreger sind. Schlimmstenfalls sind es einige hundert; daß auch von diesen wiederum manche nur dann bedrohlich werden, wenn sie in das Blut gelangen. Die Colibakterien beispielsweise, die so schwere Krankheiten auslösen können, leisten nicht nur ständig bei der Verdauung wertvolle Hilfe, sie bilden auch das für Leber und Blut so wichtige Vitamin K. Wir können nur froh sein, daß sie in großen Mengen im Darm zugegen sind. Bei einer Antibiotikabehandlung beispielsweise werden sie mit den Krankheitserregern zugleich auch vernichtet. Wir leiden dann entsprechend unter Durchfall und anderen Verdauungsstörungen, bis es sie wieder in ausreichender Zahl gibt.

Unser Organismus, das gilt es endlich einzusehen, wäre niemals zustande gekommen, wären nicht schon seine Vorformen enge Lebensgemeinschaften mit den Mikroben eingegangen. Sie leben also seit Jahrmillionen in uns – und mit uns. Und auch das ist drinnen wieder genauso wie draußen: Bakterien vernichten Viren und »grasen« Pilzweiden ab. Harmlose Bakterien fressen gefährliche – schon auf der Haut, noch bevor jene in den Körper eindringen können. Viren befallen Bakterien und bringen sie um. Das alles ist für uns nur deshalb so schwierig einzusehen, weil diese Welt so winzig klein ist, so daß wir uns das alles nicht vorstellen können. Etwa die Größenverhältnisse einzelner Bakterien und Viren: Manche Bakterien sind so groß, daß andere neben ihnen dem Floh auf der Haut eines Elefanten gleichen. Ähnliche Größenunterschiede gibt es auch bei den Viren. Die Viren selbst könnte man beinahe schon als Mini-Mikroorganismen der Bakterien bezeichnen. Der Blick in die Mikrowelt ist mindestens ebenso faszinierend wie der Blick in den Makrokosmos. Beide sind gleich unendlich.

Darum geht es jetzt: Unser Immunsystem – ein Teil dieses vielgestaltigen Lebens – greift nur dort ein, wo eine wirkliche Gefahr droht und wo die Symbiose unserer Innenwelt zerstört werden könnte. Es duldet keine Mi-

kroorganismen im Blut, in der Lymphe und im Zellgewebe. Darüber hinaus wirkt es nur regulierend, aber niemals radikal ausrottend.
Wenn wir nun mit starken Medikamenten in die Welt unserer Mikroorganismen eingreifen, dann gleichen wir jenen, die mit Giftgasen ganze Landstriche entlauben, damit den Lebensraum zerstören, das Trinkwasser vergiften und sich selbst schlimmste Schäden zufügen. Wir können von Glück sagen, wenn das Immunsystem noch so intakt ist, daß es den riesigen Schaden wieder repariert. Aber wie lange kann es das, wenn bereits eine neue Vernichtungswelle anrollt, noch ehe die Schäden und Vergiftungen durch die vorangehende auch nur einigermaßen beseitigt sind?
Wer wahllos Antibiotika einsetzt, muß sich darüber im klaren sein, daß er sich damit zwar schnell wieder auf die Beine hilft, daß er seinem Immunsystem aber die Chance der Heilung nimmt. Er muß sich deshalb nach der Behandlung verstärkt darum bemühen, das geschädigte, verwirrte Abwehrsystem wiederaufzubauen.
Nicht wenig Ärzte sind heute überzeugt davon, daß gefährliche Virusinfektionen wie etwa AIDS nur deshalb überhaupt so schlimm werden konnten, weil wir zuvor mit Antibiotika und anderen »Vernichtungsmitteln« das Abwehrsystem grundlegend geschwächt und für die Viren überhaupt anfällig gemacht haben.

AIDS – nur wenn das Immunsystem bereits geschwächt ist?

Der deutschstämmige Molekularbiologe der berühmten Berkeley-Universität in Kalifornien, Professor Dr. Peter Duesberg, hat Anfang 1990 alle bisherigen Theorien über die Immunschwäche-Krankheit AIDS in Frage gestellt. Duesberg, 1936 in Münster, Westfalen, geboren, hat bestätigt, was viele Immunologen schon immer behauptet haben: Das HIV-Virus allein kann die tödliche Krankheit nicht auslösen. Diese schlimme Krankheit muß vielmehr das Ergebnis einer ganzen Reihe krank machender Faktoren sein, die zuvor das Immunsystem entscheidend geschwächt haben.

Duesberg findet für diese These recht einleuchtende Begründungen:

– AIDS entwickelt sich, obwohl das HIV-Virus ganz offensichtlich im Körper nicht aktiv ist. Im Blut AIDS-kranker Menschen läßt es sich kaum nachweisen. Von allen Viruserkrankungen wissen wir aber, daß sie erst dann zur Krankheit führen, wenn es im Organismus bereits so große Mengen Viren gibt, daß von ihrem Zerstörungswerk mehr Zellen befallen sind, als der Körper jeweils wiederaufbauen kann. Genau das aber ist bei AIDS nicht der Fall.

– AIDS läßt sich eigentlich nur anhand der gebildeten Antikörper nachweisen. Der Körper hat also eine Immunität gegen das Virus aufgebaut. Nach allem, was wir über das Immunsystem wissen, müßten nun genau die Menschen, die HIV-Antikörper besitzen, gegen die Immunschwäche-Krankheit gefeit sein. Genau das Gegenteil ist jedoch der Fall: Wer Antikörper gegen das HIV-

Virus besitzt, gehört zu jenen, die eine AIDS-Erkrankung befürchten müssen.

– Daß unser Immunsystem durchaus imstande ist, das HIV-Virus in Schach zu halten, beweist die Tatsache, daß man das Virus aus Zellen AIDS-Kranker züchten kann, während sie sich im Organismus selbst offensichtlich nicht entfalten können.

– AIDS ist keine bestimmte Krankheit, die nach einem bestimmten Schema abläuft, sondern in verschiedenen Ländern erkranken die Menschen, die man als AIDS-Kranke bezeichnet, an völlig unterschiedlichen Krankheiten. Inzwischen kennt man etwa 20 verschiedene Leiden, die alle vor der Entdeckung des HIV-Virus schon bekannt waren. In Afrika beispielsweise bekommen mehr als 90 Prozent der AIDS-Kranken Fieber und Durchfall, in den USA erkranken ebenfalls über 90 Prozent an einer bestimmten Lungenentzündung oder an einem besonders bösartigen Krebsleiden. Die Lungenentzündung wird vor allem bei Rauschgiftsüchtigen, der Krebs (Kaposi-Sarkom) bei Homosexuellen beobachtet. Nun weiß man aber auch, daß das Kaposi-Sarkom bei Homosexuellen stark zurückgegangen ist, seitdem diese auf die Droge »Popper« verzichten, die früher häufig als Aphrodisiakum verwendet wurde. Popper steht im Verdacht, Krebs auszulösen.

Aus all dem folgert Professor Duesberg: AIDS ist gar keine neue Krankheit, vielmehr handelt es sich um ein Kollektiv von rund 20 Krankheiten, die seit langem bekannt sind.

Neu an AIDS ist nur das gehäufte Auftreten dieser Krankheiten und ihre Kombination miteinander. Diese Kombination aber kann durchaus durch das Zusammentreffen der alten, bekannten krank machenden Faktoren zustande kommen. Deshalb ist es auch wahrscheinlicher, daß Gesundheitsrisiken wie Homosexualität, häufiger Partnerwechsel, Drogen, häufige Bluttransfusionen sowie chronische Unterernährung AIDS auslösen, als daß das HIV-Virus dies tut. Denn alle diese Risiken schwächen das Immunsystem.

Zumindest ein interessanter Aspekt, der in den Diskussionen um AIDS berücksichtigt werden sollte.

Zurück zu den Antibiotika:

Es gibt ein fehlgeschlagenes »Menschen-Experiment«, das solche Vermutungen stützt: Die kleine mexikanische Grenzstadt Tijuana, südlich von Los Angeles, stellt seit Jahrzehnten für die USA ein schwieriges Gesundheitsproblem dar. Mit 28000 Prostituierten steht der Ort im Ruf, das größte Freudenhaus der Welt zu sein. Um die US-Pendler wenigstens vor ansteckenden Krankheiten zu schützen, schlossen vor Jahrzehnten die Vereinigten Staaten von Amerika und Mexiko einen Vertrag, der alle Dirnen verpflichtete, lebenslang vorbeugend Antibiotika einzunehmen. Dieser »Versuch« mußte schließlich abgebrochen werden, weil zu viele dieser Frauen besonders anfällig für Pilzerkrankungen und »Erkältungen« geworden waren und in relativ jungen Jahren an Viruserkrankungen starben.

Ebenfalls in den USA, dem Land mit der strengsten staatlichen Gesundheitsbehörde, die es aber immer noch erlaubt, daß Antibiotika wie Lutschbonbons in Supermärkten angeboten werden, brachte eine wissenschaftliche Untersuchung das erschreckende Ergebnis: Patienten, die sehr häufig mit diesen Medikamenten behandelt werden, erkranken wesentlich häufiger als der

Bevölkerungsdurchschnitt an Blutarmut, leiden überdurchschnittlich häufig unter Depressionen und mangelnder Konzentrationsfähigkeit. Diese Krankheiten und Beschwerden sind die Folgen von Vitamin-B-Mangel, der bei einer Antibiotika-Behandlung rasch eintreten kann, weil die vitaminproduzierenden Bakterien vernichtet werden.

Hormone – und das Immunsystem

»Je mehr – desto besser!« Für manche Bereiche der Wirtschaft und des Geschäftslebens mag das durchaus gelten. Mit Sicherheit falsch ist dieser Satz überall dort, wo es um Gesundung und Heilung geht. Weil wir es so ganz anders gewohnt sind, fällt es uns allen reichlich schwer, das einzusehen: Mehr Medikamente, höhere Dosen, stärkere Wirkkräfte – müssen sie denn nicht schneller zur Heilung, zumindest zur Besserung führen? Nicht nur Patienten, auch wir Ärzte haben es oft nicht leicht, uns gegen solches Denken zur Wehr zu setzen – zumal die Patienten von uns nur allzu oft nichts anderes erwarten als die möglichst rasche Befreiung von Schmerzen und Beschwerden. Es war ein schwieriger Lernprozeß einzusehen, daß Gesundheit nicht in der besonderen Qualität und Fülle eines ganz bestimmten Stoffes oder in der Perfektion einer einzigen Funktion besteht. Alle Kräfte und Substanzen in unserem Organismus haben ihre »Gegenspieler«. Alle Funktionen müssen fein aufeinander abgestimmt sein, damit wir uns wohl und vital fühlen. Nicht nur die polaren Kräfte von Yin und Yang, wie die Chinesen gewisse Energieströme vor vielen tausend Jahren schon nannten, müssen sich die Waage halten. Jede antreibende Kraft sieht sich einer »Bremse« gegenüber. Jedes Hormon hat sein Gegenhormon. Auch für die Immunkräfte gibt es »Weckkräfte« und »Blocker«. Sobald in diesem Spiel der tausendfältigen Ausgewogenheiten eine leichte Störung eintritt, ist die Gesundheit gefährdet, weshalb der Organismus umgehend für ein gesundes Auspendeln der gegensätzlichen Kräfte sorgen muß.

Für diese Einsichten liefern uns die Hormone unseres Körpers ein besonders eindrucksvolles Beispiel. Wenn wir von Hormonen sprechen, denken wir zuerst, vielleicht sogar ausschließlich, an die Sexualhormone. Doch sie bilden nur einen kleinen Teil der Hormonfülle, die unser Leben regelt. Neben ihnen gibt es die Schilddrüsenhormone, die als Motor der Stoffwechselprozesse fungieren; die Hormone der Nebennieren, die unter anderem aufwecken und beruhigen, also die beiden Seiten des vegetativen Nervensystems, Sympathikus und Parasympathikus, steuern; die Hormone der Thymusdrüse, die unsere Elite-Abwehrzellen schulen, die Superhormone verschiedener Gehirndrüsen, denen als Steuerungskräfte aller anderen Hormone besondere Bedeutung zukommt. Diese Aufzählung ist keineswegs vollständig. Ich habe nur die wichtigsten und bekanntesten Hormongruppen erwähnt.

Ein Beispiel soll wieder zeigen, wie Hormone gegeneinander wirken können: Matthias G. war noch nicht zwei Jahre alt, als seine Eltern die grausame Wahrheit erfahren mußten: Der Junge hat Rheuma. Er litt entsetzliche Schmerzen, konnte sich bald kaum mehr bewegen, weshalb er auch nicht laufen lernte. Matthias kam in eine

Rheuma-Kinderklinik, wo er nach den üblichen Methoden behandelt wurde: Kältetherapie, kombiniert mit Bewegungsübungen. Und Cortison. Die Krankheit nahm den üblichen Verlauf: Bald schien sie überwunden. Wollten die Eltern eben neue Hoffnung schöpfen, schlug sie wieder mit voller Wucht zu. Und nach und nach zeigten sich die schlimmen Nebenwirkungen der Cortison-Behandlung. Der Junge blieb im Wachstum zurück. Mit zwölf Jahren war er erst 121 Zentimeter groß. Es bestand wenig Hoffnung, daß er noch wachsen würde. Denn auf Cortison, ein schmerzlinderndes Hormon der Nebennierenrinde, konnten die Ärzte, so schien es, nicht verzichten. Sie standen vor dem Dilemma: entweder höllische Schmerzen – oder Linderung der Schmerzen mit Cortison, was im Kindesalter nicht ohne Wachstumsbehinderungen bleibt.

1980 kam der Vater mit Matthias zu uns nach Obertal, weil er von der Thymustherapie und ihren Erfolgen bei Rheumaleiden gehört hatte. Inzwischen ist Matthias 20 Jahre alt und immerhin 155 Zentimeter groß. Er hat keine Beschwerden mehr und kann seinem Beruf in einem Fotolabor nachgehen. Das Cortison konnte nach und nach abgesetzt werden. Seine volle Größe wird Matthias nicht mehr erreichen. Doch er hat dank der richtigen Therapie, die leider viel zu spät angewendet wurde, mehr erreicht, als er noch erhoffen durfte.

Die Erklärung dafür müßte eigentlich jeden, der etwas von Erkrankungen des rheumatischen Formenkreises versteht und der über das Immunsystem einigermaßen Bescheid weiß, überzeugen: Bei vielen Rheumaerkrankungen greifen irritierte Immunkräfte das eigene Gewebe an. Und zwar stellt man sich diesen Prozeß – ganz einfach dargestellt – etwa so vor: Nach heftigen Immunprozessen gegen Krankheitserreger, also echte Antigene, aber auch gegen harmlose Substanzen, nämlich Allergene, ist das Blut mit Immunkomplexen überschüttet. Antigene und Antikörper bilden zusammen Moleküle, die zwar ungefährlich geworden sind, aber nach wie vor zugegen sind und aus dem Blut eliminiert werden müssen. Ich sprach schon davon, daß nach einer Krankheit die Gesundheit erst dann wieder vollständig hergestellt worden ist, wenn das Blut wieder frei von Immunkomplexen ist. Im Organismus, der über ein perfekt funktionierendes Immunsystem verfügt, wird diese Leistung rasch erbracht. Die Immunkomplexe werden enzymatisch zerlegt und ausgefiltert.

Wenn nun ein Immunsystem sehr hektisch auf ein Antigen reagiert und nicht nur die passende Zahl an Antikörpern herstellt, sondern einen Überschuß davon, dann koppeln sich immer noch mehr Antikörper an die Antigene an, so daß riesige Gebilde entstehen, bestehend aus mehreren Antigenen und noch mehr Antikörpern. Mit diesen Riesenmolekülen hat das Immunsystem nun seine Probleme – vor allem dann, wenn bereits eine neue »Invasion« bekämpft werden muß. Die Riesenmoleküle zirkulieren frei im Blut und setzen sich vornehmlich dort, wo der Blutfluß ins Stocken gerät und wo er von Natur aus sowieso nicht der druckvollste ist, also in ungenügend bewegten Gelenken und in verspannten Muskeln, an Zellwänden ab. Die Gelenke sind in diesem Fall deshalb so stark gefährdet, weil sie eine Schwachstelle der Blutversorgung darstellen. Die Gelenkinnenhaut und auch die Knorpelregionen sind nicht direkt an den Blutkreislauf angeschlossen. Diese

Gewebe werden nicht von Blutgefäßen durchzogen, sondern die Blutversorgung geschieht durch den entstehenden Druck und Sog bei Muskelbewegungen. Man kann also hier ganz deutlich feststellen: Ohne ausreichende Bewegung keine genügende Versorgung und Entsorgung. Und man muß gleich hinzusetzen: Die beste Vorbeugung gegen rheumatische Gelenkserkrankungen ist die Bewegung der Gliedmaßen.
Wenn Abwehrzellen nun feststellen, daß solche Immunkomplexe auf Zellmembranen festgeklebt sind, greifen sie diese »Verunreinigungen« an. Es entsteht eine Entzündung, die leider allzu oft nicht mehr abgebremst werden kann. Die Immunkräfte gehen dann dazu über, das »kranke« Gewebe mehr und mehr abzubauen. Das Gelenk wird nach und nach zerstört von den eigenen Immunkräften. Man spricht deshalb von einer autoaggressiven Fehlfunktion.
Früher, als man über solche Zusammenhänge noch nicht Bescheid wußte – und das ist wiederum noch gar nicht so lange her –, hat man die Schmerzen und die Entzündungen der Gelenke mit Wärme behandelt. Man konnte damit die Schmerzen lindern, und man wußte ja, daß Wärme den Entzündungsprozeß beschleunigt, und hoffte, damit die Krankheit rascher zum Abklingen zu bringen. Doch da es bei diesem Prozeß kein Antigen auszuschalten gilt, sondern das eigene Körpergewebe als Antigen mißverstanden wird, hat man damit die Entzündung nur verstärkt und den Zerstörungsprozeß beschleunigt. Deshalb wendet man heute in allen Rheumakliniken Kälte an. Sie dämpft die Schmerzen ebenfalls, drosselt den Entzündungsprozeß und verlangsamt somit den Zerstörungsprozeß. Doch das kann selbstver-

ständlich die Krankheit nicht heilen, sondern nur verzögern. Gleichzeitig versucht man, die mit Kälte vorübergehend schmerzfrei gewordenen Gliedmaßen zu bewegen, damit die Blutversorgung auf diese Weise wenigstens etwas verbessert wird.
Cortison ist nun nicht nur ein vorzügliches Schmerzmittel, sondern es reduziert zugleich die Entzündung und es unterdrückt die Immunkräfte. Cortison – richtiger müßte man eigentlich von den Corticosteronen sprechen – ist eines der 30 bisher bekannten Hormone der Nebennierenrinde. Seine Entdeckung und die Möglichkeit der Anwendung gehört zweifellos zu den großen medizinischen Errungenschaften der letzten 40 Jahre. Bei manchen Rheuma-Erkrankungen und Allergien, etwa beim sehr schmerzhaften Schulter-Arm-Syndrom, kann eine sofortige Cortison-Injektion tatsächlich für immer von der Krankheit befreien. Auch wir Ärzte im Schwarzwald-Sanatorium Obertal setzen die Cortison-Behandlungen speziell bei Rheuma-Patienten keineswegs schlagartig ab, sondern wir versuchen, das Cortison Schritt um Schritt überflüssig zu machen. Die momentan verbreitete Ablehnung der Cortisone durch Patienten ist deshalb nur dort berechtigt, wo dieses Hormon bereits zur riskanten Dauerbehandlung geworden ist. Denn einerseits stellen die Nebennierenrinden ziemlich rasch die eigene Produktion von Cortisonen ein, sobald diese ständig und in hohen Dosen künstlich dem Körper zugeführt werden. Dabei können diese Drüsen verkümmern, womit dann auch andere Hormone der Nebennierenrinde, wie etwa das Adrenalin ausfallen. Andererseits dürfen wir unser Immunsystem nicht unentwegt supprimieren, weil sonst zum Rheuma

oder zur Allergie oder zum Krebs bald schwere Infektionen hinzukommen können.

Ich bin deshalb seit langem zu der Einsicht gelangt, daß es gut sein kann, das Immunsystem zu Beginn einer Rheuma-Erkrankung gewissermaßen zu schocken, doch das kann wirklich nur unmittelbar nach Ausbruch der Krankheit der Fall sein. Eine Immunsuppression über Monate und Jahre jedoch muß ein unsinniges und höchst gefährliches Unternehmen sein, das man wohl in Kürze schon als »Kunstfehler« betrachten dürfte.

Cortisone sind nämlich Gegenspieler der Thymushormone. Wenn das richtig ist, was ich oben über die Entstehung entzündlicher Rheumaformen geschildert habe, dann nützt es wenig, die Immunkräfte zu unterdrücken. Wir müssen einen Weg finden, sie von ihrer Irritation zu befreien, sie also gewissermaßen nachzuschulen. Das kann aber nicht mit einer Abhärtung erreicht werden, auch nicht alleine mit einer Bewegungstherapie und schon gar nicht mit Cortisonen.

In diesem Zusammenhang sollte ich wohl noch einmal darauf hinweisen, warum es so wichtig ist, mit Wetter und Witterung vertraut zu werden: Kleinste Veränderungen der Temperaturen, des Luftdrucks, der elektrostatischen Aufladung der Luft, der Luftfeuchtigkeit wirken bereits sehr massiv auf einen untrainierten Körper. Die Nebennierenrinden schütten Hormone aus. Das ist ganz ähnlich wie bei den Streßreaktionen. Diese Hormone bewirken aber als Gegenspieler der Thymus-Hormone eine sofortige Immunschwächung.

Mit den Sexualhormonen und ihrer Ausschüttung ist es ganz ähnlich. Auch sie werden zumindest teilweise ebenfalls in den Nebennieren gebildet. Zwei wichtige

Beobachtungen charakterisieren wiederum ihren Gegenpart zu den Abwehrkräften: Bekommt ein junges Mädchen zu früh die »Pille«, also weibliche Sexualhormone, dann stoppt es damit sein Wachstum. Das ist genauso wie bei den Cortisonen. Die Epiphysenfugen an den Knochen schließen sich vorzeitig. Damit ist das Wachstum dann abgeschlossen. Erinnern wir uns daran, daß die Thymusdrüse nicht nur die Abwehr »klug« macht, sondern neben anderen Faktoren auch für das Wachstum mitverantwortlich ist.
Das zweite: Seitdem Millionen Frauen die »Pille« nehmen, beobachten Frauenärzte weit häufiger als früher Pilzinfektionen. Ob die hormonelle Kontrazeption auch verstärkt zu bakteriellen und viralen Infektionen führt, läßt sich bislang nicht eindeutig nachweisen, weil die meisten Infektionen statistisch nicht zu erfassen sind. So viel ist allerdings sicher: Der Anstieg der Pilzinfektionen ist kein Zufall. Die Hormone der Pille versetzen den weiblichen Organismus in einen Zustand, der hormonell der Schwangerschaft zumindest ähnlich ist. Und Schwangerschaft, das haben wir ja erfahren, bedeutet Immunsuppression zum Schutz des keimenden Lebens. Das bedeutet: Millionen Frauen leben mit einem ständig geschwächten Immunsystem. Die Hormone der Pille blockieren die Thymus-Faktoren, wodurch Krankheitserreger nicht so zügig angegangen werden können, wie das nötig wäre.
Es kann nicht meine Aufgabe sein, den Frauen zu raten: Laßt die Finger von der Pille! Es gibt viele und gute Gründe für eine Frau, die Pille oder andere Hormonpräparate zu nehmen. Denn wir wissen ja auch, daß ein plötzlicher Hormonabfall in der Menopause das Ab-

wehrsystem ebenso gründlich durcheinanderbringen kann wie die Hormonumstellung in der Schwangerschaft und der plötzliche Hormonanstieg in der Pubertät. Unser Immunsystem ist nicht etwa dann besonders stark, wenn möglichst wenig Sexualhormone im Blut sind, sondern dann, wenn sich die Hormongruppen der Thymusdrüse, der Sexualorgane und der Nebennieren die Waage halten. Die Östrogene, daran kann es keinen Zweifel geben, bedeuten für eine Frau Jugendkraft. Sie sorgen für eine straffe Haut und stabile Knochen. Deshalb tut eine Frau ab 35 gut daran, den Hormonspiegel überprüfen zu lassen, um notfalls einen starken Abfall auszugleichen. Es wäre also falsch, des Immunsystems wegen auf Sexualhormone zu verzichten oder gar anzunehmen, ein aktives Sexualleben, bei dem viele Hormone ins Blut geschüttet werden, könnte das Immunsystem schädigen. Keinesfalls.

Allerdings: Wenn eine Frau regelmäßig und über viele Jahre die Pille eingenommen hat und nun eine besondere Krankheitsanfälligkeit beobachtet, dann muß sie auch in Erwägung ziehen, die einseitige Hormonzufuhr könnte das Gleichgewicht des Hormonhaushaltes empfindlich gestört haben. Dann müßte sie sich mit ihrem Frauenarzt darüber unterhalten, ob es nicht zweckmäßig wäre, die Pille einmal für einen gewissen Zeitraum abzusetzen, damit der Organismus die Chance bekommt, sich wieder einzupendeln.

Gesundheitskrise: Immuno-Pause!

Vor einigen Jahren entdeckten und beschrieben die Psychologen, daß jeder Mensch um die Mitte seines Lebens in eine schwere Krise gerät: Manche hängen ihren Beruf an den Nagel und fangen etwas ganz Neues an, werden vielleicht sogar zum »Aussteiger«. Andere lassen sich scheiden, um an der Seite eines jüngeren Partners noch einmal das große Glück zu probieren. Wieder andere kleiden sich plötzlich wie ihre eigenen Kinder, kaufen einen Sportwagen und versuchen so, die Jugend, die ihnen zu entgleiten droht, noch einmal einzufangen und bewußt zu erleben.

Was bei dieser sogenannten »Midlife Crisis« bisher völlig übersehen wurde, das sind die somatischen Hintergründe. Jeder weiß, daß alle Menschen – wenngleich Männer nicht so ausgeprägt wie die Frauen – in die Wechseljahre kommen: Die Natur hat es so eingerichtet, daß die Sexualhormone langsam versiegen. Es beginnt das Altern. Wir sprechen von der Menopause.

Doch das meine ich nicht mit der Gesundheitskrise um die Lebensmitte. Oft schon lange vor den Wechseljahren, nämlich bereits um das 40. Lebensjahr, zeigen sich gesundheitliche Störungen, die wir noch sehr viel ernster nehmen müssen. Denn sie sind ein Hinweis für vorzeitiges, viel zu früh einsetzendes Altern. Und leider gar nicht selten werden sie zum Startschuß für chronische Leiden oder auch für Krebs. Uralte Erfahrungen zeigen, daß Menschen um die 60 oft gesünder sind als die 50jährigen. Sie haben die Krise gemeistert, jenen Augenblick, den ich die Immuno-Pause nenne.

Die Situation zeigt sich etwa folgendermaßen: Rund vier Jahrzehnte lang haben wir die beruhigende Erfahrung gemacht: Um gesundheitliche Störungen braucht man sich keine allzu großen Sorgen zu machen. Der Körper ist immer wieder in der Lage, Fehler zu korrigieren und die Gesundheit einigermaßen wiederherzustellen. Das ist auch tatsächlich so, glücklicherweise. Das Wunderwerk Immunsystem scheint uns selbst grobes Fehlverhalten zu verzeihen. Es funktioniert so phantastisch, daß wir geradezu mörderisch mit unserer Gesundheit umgehen können. Wir essen viel zuviel und zu schwer. Wir nehmen Genußgifte in großen Mengen zu uns. Wir rauchen. Wir holen in aufreibendem Streß das Letzte aus uns heraus. Wir unterdrücken gewaltsam jedes Krankheitsanzeichen. Wir überschreiten die Grenzen natürlicher Müdigkeit, nehmen Medikamente und Mittel, die uns wach halten – und später Beruhigungs- und Schlafmittel, die uns Schlaf schenken sollen. Tatsächlich geht das in den meisten Fällen über die Jahrzehnte recht gut. Warum also sollte das plötzlich um das 40. Lebensjahr nicht mehr so sein?

Es ist nicht mehr so, weil der Organismus, allen voran das Immunsystem, erschöpft ist. Plötzlich wird die Erwartung: »Das wird schon wieder!« zum gefährlichen Bumerang: Der Körper, der den Raubbau bisher klaglos hingenommen hat, kann sich selbst nicht mehr helfen. Wir haben die letzten Reserven erschöpft.

Das ist aber der Augenblick, in dem so oft akute Erkrankungen plötzlich ausbleiben, weil der Körper sich nicht mehr kraftvoll gegen Krankheitserreger aufzubäumen vermag. Gleichzeitig aber offenbaren sich die ersten Alterskrankheiten: Diabetes, chronische Bronchitis, Arteriosklerose, Krebs, Rheuma und dergleichen mehr.

Dem Entstehen all dieser Krankheiten aber liegt ein erschöpftes Immunsystem zugrunde.

So mahnt der angesehene Arzt und Wissenschaftler Professor Dr. Roy L. Walford von der Universität von Kalifornien mit Recht: »Wollte man die durchschnittliche Lebenserwartung des Menschen wesentlich verlängern, so könnte das mit Maßnahmen geschehen, die in der Mitte des Lebens einsetzen und nicht an dessen Ende.« Und er fügt hinzu: »Wenn es gelänge, den Eintritt der typischen Altersleiden Krebs, Koronarsklerose, Apoplexie (Hirnschlag) und senile Demenz durchschnittlich nur um 15 oder 20 Jahre zu verzögern, so wäre das für die Altersgruppe der 60jährigen zumindest im Effekt gleichbedeutend mit einer Heilung von diesen Krankheiten.«

Die Maßnahmen, die unsere Gesundheit erhalten oder wiederherstellen könnten, werden nicht zuletzt deshalb zum rechten Zeitpunkt versäumt, weil es sich noch nicht herumgesprochen hat, daß es die Immuno-Pause gibt. Wir vertrauen immer noch auf Heilkräfte, die inzwischen aber nicht mehr in der Lage sind, unsere Erwartungen zu erfüllen. Wir warten, bis es zu spät ist.

Warum es zu dieser Immuno-Pause kommt, das ergibt sich aus dem Zusammenspiel der beschriebenen Faktoren, die unser Immunsystem pausenlos und zugleich vielfältig unterdrücken, überfordern, irritieren: Keine gesunde Anpassung an das Wetter; kein vernünftiges Auskurieren banaler Infektionen; übermäßiger Streß und das Versäumnis, die Folgen der Streßreaktionen abzubauen; Überlastungen des Organismus mit einer zu kalorienreichen und falschen Ernährung; zuwenig sportliche Betätigung; zuwenig seelische Aufheiterung und damit eine Fehlsteuerung des Immunsystems; mangelhafte Entspannung; Reizüberflutung. Kurz gesagt: Wir verlangen von unserem Immunsystem unentwegt Höchstleistungen, ohne es trainiert zu haben.

Um nur zwei Zusammenhänge zu nennen, die zur Erschöpfung des Immunsystems führen:
Wie gesehen, ist die Thymusdrüse bei erwachsenen Menschen nicht mehr so prall, wie sie es beim Jugendlichen noch gewesen ist. Doch der gesunde Erwachsene verfügt immer noch über eine funktionsfähige Thymusdrüse. Beim Kranken ist die Drüse verkümmert und besteht nur noch aus funktionsunfähigem Fettgewebe. Wir haben aber auch erfahren, daß die Möglichkeit eines Fehlers sprunghaft mit Zahl und Geschwindigkeit der Zellteilungen ansteigt. Daraus müssen wir folgern: Je hektischer Abwehrzellen sich teilen müssen, um ihren Aufgaben gewachsen zu sein, desto größer ist die Gefahr, daß sich in den Zellaufbau ein Fehler einschleicht. Dieser Fehler wird dann aber bei jeder Teilung weitergegeben. Erst sind es nur zwei fehlerhafte Abwehrzellen, dann vier, dann acht, dann 16, dann 32. Die Zahl verdoppelt sich ständig. Und T-Lymphozyten geben außerdem auch noch ihre falschen Informationen an andere weiße Blutkörperchen weiter. Wenn es in dieser Situation keine funktionsfähige Thymusdrüse mehr gibt, dann besteht auch keine Möglichkeit mehr, den entstandenen Fehler zu korrigieren. Denn das »Wissen« wird ja keinen neuen Zellen mehr mitgegeben, sondern nur noch »weitervererbt«. Es gibt keine »Schule« mehr, die etwas lehren könnte.
Das alles ist wieder stark vereinfacht dargestellt. In Wirklichkeit können in der Phase der Erschöpfung, in der Immuno-Pause, auch Botenstoffe ausfallen, die zum Eingreifen auffordern, oder es können die Blocker fehlen oder überhandnehmen, so daß Immunreaktionen unterbleiben oder fehlerhaft ablaufen.

Der zweite Punkt: Wenn wir an unsere Bauchspeicheldrüse denken, dann fällt uns sofort das Insulin ein. Wir wissen, daß eine falsche Lebensweise zur Erschöpfung der Insulinproduktion führen kann, womit dann ein Altersdiabetes gegeben ist. Nun ist die Produktion des Insulins aber tatsächlich nur eine »Nebenbeschäftigung« der Bauchspeicheldrüse. Das Insulin wird in den Inselzellen hergestellt, daher der Name. Die Hauptaufgabe des Organs ist die Herstellung des Pankreassaftes mit seinen wertvollen Enzymen. Eine ausreichende Enzymversorgung ist aber die Voraussetzung für ein perfekt funktionierendes Immunsystem. Ohne Enzyme sind die Abwehrzellen weithin hilflos, weil sich Schadstoffe, Gifte, Krankheitserreger regelrecht hinter Fibrinschichten verstecken. Fibrin ist der Blutfaserstoff, der zur Blutgerinnung benötigt wird, im Falle einer Verletzung eben – und nur dann. Abwehrzellen greifen das Fibrin nicht an, weil sie es als körpereigenes Gewebe erkennen. Eiweißspaltende Enzyme dagegen bauen die Fibrinnetze über den Verstecken ab. Diese Erkenntnis ist ungemein wichtig im Hinblick auf die Bekämpfung von Krebszellen, aber auch von Bakterien: Beide können sich hinter solchen »Tarnnetzen« verbergen und somit vor Freßzellen schützen. Ist eine Krebszelle erst einmal von einem Fibrinnetz umhüllt, können ihr die Abwehrzellen nicht mehr beikommen. Deshalb kann sie unbehelligt zum Tumor heranwachsen. Gegen einen Bakterienherd hinter dem Fibrinnetz kann auch das stärkste Antibiotikum nichts mehr ausrichten. Die Krankheitserreger sind ebenfalls in Sicherheit, können sich vermehren und ihre Gifte ausscheiden.

Niemand kann vernünftigerweise davon ausgehen, bei

der Erschöpfung der Bauchspeicheldrüse würde nur die Insulinproduktion, nicht aber die Herstellung des Pankreassaftes vermindert.
Das bedeutet aber: Um das 40. Lebensjahr dürfen wir nicht einmal auf erste Hinweise eines beginnenden chronischen Leidens warten. Wir müssen schon hellhörig werden, wenn wir nicht mehr krank werden, wenn die sonst mehr oder weniger regelmäßige Erkältung ausbleibt oder kaum verspürt wird. Wir sind nicht etwa mit dem Alter besonders stabil geworden, sondern das Immunsystem offenbart eine unübersehbare Schwäche. Wenn wir bis dahin versäumt haben sollten, ein vernünftiges Immun-Training durchzuführen, wäre der Augenblick gekommen, keine Stunde mehr zu zögern. Denn was jetzt versäumt wird, kann nie wiedergutgemacht werden.

3

So erkennen Sie Fehler und Schwächen des Immunsystems

Damit Sie es immer nachschlagen und die Verfassung Ihres Immunsystems selbst überprüfen können, sollen hier die wichtigsten Hinweise auf ein geschwächtes, geschädigtes oder irritiertes Immunsystem nun zusammengefaßt werden:

Erkältungen: Nach drei Wochen müssen sie ausgeheilt sein!

1. Eine Erkältung – oder auch zwei, vielleicht sogar drei Erkältungen im Jahr – eine Angina, eine »Grippe« oder auch eine echte Influenza, in Kinderjahren eine Kinderkrankheit – das alles sind keine Hinweise auf ein schwaches Immunsystem. Bedenklich werden solche Infekte erst, wenn sie häufiger auftreten und wenn nach der Erkrankung nicht jeweils die volle Gesundheit wiederhergestellt werden kann. Jeder Schnupfen, der länger dauert als drei Wochen, ist eine ernsthafte Gesundheitsbedrohung. Das gilt auch für Eiterherde an Zahnwurzeln, für eine belegte Zunge, für Wunden, die nicht heilen.

Akne: Der Immun-Schutzmantel der Haut darf nicht zerstört werden!

2. Akne und andere Hautunreinheiten während der Pubertät zeigen die hormonbedingte Immunsuppression in dieser Zeit an. Sie verschwinden in aller Regel um das 25. Lebensjahr von selbst wieder, wenn die Hormonumstellungen abgeschlossen sind. Nicht mit übertriebener Hygiene läßt sich die Akne beseitigen. Sie kann sogar die Infektion verschlimmern, weil sie die vorderste Front des Immunsystems, den Schutzfilm auf der Haut, zerstört. Statt dessen muß man für eine etwas trockenere Haut sorgen – und für ein Immunsystem, das keine zusätzlichen Überlastungen erfährt. Ganz praktisch: Noch sorgfältiger als sonst müssen während der Pubertät Infektionen ausgeheilt werden, muß die Nahrung besonders reich an Vitaminen und Enzymen sein und muß man die Wetteranpassungen trainieren.

Herpes: Das Immunsystem darf keinen Fehler dulden!

3. Herpes-Infektionen zeigen nicht unbedingt an, daß man zugleich auch für andere Infektionen besonders anfällig ist, doch sie sind ein Zeichen dafür, daß das Immunsystem nicht voll perfekt funktioniert. Deshalb darf man sie nicht als etwas Lästiges hinnehmen, sondern muß alles tun, daß sie ausgeheilt werden. Mit Enzymen läßt sich auf diesem Gebiet oft überraschend schnell etwas erreichen. Keine Antibiotika, da es sich um einen Virus handelt!

Warzen: Dahinter steckt eine Virusinfektion!

4. Warzen siedeln sich besonders häufig in der Schwangerschaft, in der Pubertät und in der Immuno-Pause auf der Haut an. Sie sind ebenfalls ein Hinweis auf eine geduldete Virusinfektion – und somit ein Zeichen für ein geschwächtes Immunsystem. Wieder handelt es sich nicht nur um einen Schönheitsfehler, mit dem man sich abfinden könnte, sondern um eine Infektion, die ein Immun-Training erfordert.

Immuno-Pause: Das Abwehrsystem ist erschöpft!

5. Wenn um das 40. Lebensjahr akute Erkrankungen mit Fieber und Entzündungen ausbleiben, darf man sich nicht einbilden, man wäre endlich gesünder als bisher. Wahrscheinlich ist das Gegenteil der Fall: Die Infektionen werden vom Immunsystem nicht mehr unter Aufbietung aller Kräfte bekämpft. Das wäre dann ein sehr deutlicher und ernsthafter Hinweis dafür, daß die Immuno-Pause bereits eingesetzt hat. In diesem Fall wäre nicht nur ein Immun-Training, sondern eine gezielte Immun-Therapie nötig, in der man zugleich das richtige Immun-Training erlernt.

Antibiotika: Schmerzfrei ist noch lange nicht gesund!

6. Wer sich einer unumgänglichen Antibiotika-Behandlung unterziehen mußte, darf trotz Wohlbefindens und

der wiedergewonnenen Leistungsfähigkeit nicht dem Irrtum verfallen, er wäre wieder völlig gesund. Schmerzfreiheit und auch Beschwerdelosigkeit sind keine Garanten für Gesundheit. Die volle Gesundheit ist erst wieder erreicht, wenn alle Immunprozesse abgeschlossen sind. Dafür muß nach der Antibiotika-Behandlung unbedingt gesorgt werden – mit einem sinnvollen Immun-Training! Dazu gehört auch eine gezielte Vitaminversorgung, die während der Antibiotika-Behandlung gestört wurde.

Verstopfung: Zerstören Sie nicht die Darmflora!

7. Ähnliches gilt für Erwachsene, die unter chronischer Verstopfung leiden und die deshalb regelmäßig Abführmittel verwenden: Sie zerstören die Darmflora und leiden bald unter Blutarmut und anderen Folgen eines Vitaminmangels. Nicht selten ist die Verstopfung ein Hinweis auf eine mangelhafte Enzymversorgung. Und das bedeutet wiederum: Gefährdung des Immunsystems.

Bluthochdruck: Auch Arteriosklerose kann auf Immunschwäche hinweisen!

8. Wenn sich in der Mitte Ihres Lebens plötzlich der Blutdruck erhöht, ist das meistens ein Hinweis auf Gefäßverengungen und Gefäßversteifungen infolge einer Arteriosklerose. Auch sie hat, das legen zumindest neueste Forschungen nahe, mit einer Abwehrschwäche zu tun. Viele Wissenschaftler sind heute überzeugt

davon, daß sich Fette und Kalk nicht auf der gesunden Intima, der zarten Innenhaut der Arterien, ablagern können, sondern daß dies erst dann geschieht, wenn dort abgelagerte Immunkomplexe einen Entzündungsprozeß eingeleitet haben. Auch erste Anzeichen einer Arteriosklerose wären also eine dringende Aufforderung, ein gezieltes Immun-Training zu beginnen.

Haut: Hormone müssen sich die Waage halten!

9. Wenn die Haut nach dem 30., 35. Lebensjahr trocken und faltig wird, zeigt sie an, daß die Produktion der Sexualhormone langsam abnimmt. Dann muß man davon ausgehen, daß auch andere Hormone und hormonartige Stoffe, vor allem jene, die für das Immunsystem so wichtig sind, nicht mehr in ausreichendem Maße vorhanden sind. Denn im gesunden Körper halten sich die hormonalen Kräfte ja die Waage. Auch das müßte Anlaß sein, mit dem Immun-Training ernst zu machen, eventuell eine Immun-Therapie zu erwägen.

Steife Glieder: Beugen Sie dem Rheuma vor!

10. Nahezu unbedeutende Anzeichen einer Gliedersteifigkeit am Morgen nach dem Aufstehen sind häufig ernste Anzeichen für ein beginnendes Rheumaleiden. Auch das darf keinesfalls auf die leichte Schulter genommen werden. Denn in diesem Stadium ist noch wirksame und rasche Hilfe möglich. Denken Sie an die gute alte Faustregel, die nahezu für alle chronischen

Leiden gilt: Eine Heilung braucht so lange, wie das Entstehen der Krankheit Zeit in Anspruch nahm. Erwarten Sie von Ihrem Arzt nicht, daß ein Leiden, das sich im Zeitraum von Jahren entfaltet hat, in wenigen Stunden oder Tagen beseitigt werden könnte.

Allergien: Das Immunsystem muß reguliert werden!

11. Allergien sind keine Bagatelle, auch wenn die Beschwerden meistens in erträglichem Rahmen bleiben. Sie zeigen an, daß das Immunsystem falsch reagiert. Es muß unbedingt reguliert werden, weil sonst der Körper unentwegt mit den bedrohlichen Immunkomplexen überschwemmt ist. Für das Immunsystem bedeutet deren Beseitigung eine ganz enorme Belastung. Außerdem: Wer eine Allergie duldet, darf niemals sicher sein, daß sein Immunsystem nicht auch bei anderen Leistungen grobe Fehler begeht.

Diabetes: Der Körper braucht Enzyme!

12. Wenn sich ein Altersdiabetes eingestellt hat, muß man davon ausgehen, daß auch die Enzymproduktion in der Bauchspeicheldrüse nicht mehr ausreichend ist. Enzyme gehören zu einem perfekt funktionierenden Abwehrsystem, weshalb Diabetiker sorgfältig auf eine ausreichende Enzymversorgung achten sollten.

Streß: Bewegung baut die Folgen ab!

13. Wer bei der Arbeit, privat, im Straßenverkehr in heftigen Streß geraten ist, so daß er am liebsten aus der Haut gefahren wäre, wer sich nach arbeitsreichem Tag völlig erschlagen fühlt, obwohl er keinerlei körperliche Arbeit geleistet hat, der muß wissen, daß sein Immunsystem in Streßreaktionen unnötig mobilisiert und aktiviert, zugleich aber auch von wichtigen Abwehraufgaben abgezogen wurde. Der Organismus ist aufgerüstet, und es kostet ihn viel Mühe, wieder normale Verhältnisse im Blut zu schaffen. Der Betroffene muß durch körperliche Bewegung, die über ein paar Schritte zur nächsten Straßenbahnhaltestelle hinausgeht, dafür sorgen, daß überschüssige Fette und Zucker auf natürliche Weise aus dem Blut geschafft werden.

Sorgen: Für Freude muß immer Platz bleiben!

14. Wer in Sorgen erstickt oder seiner Niedergeschlagenheit nicht Herr werden kann, wer Groll oder gar Haßgefühle nährt, muß wissen, daß er damit massiv sein Immunsystem unterdrückt. Er muß unbedingt zu Lebensmut und Freude zurückfinden, sonst wird er bald ernsthaft krank sein. Zu jedem Immun-Training gehört deshalb die innere Entspannung und die Bereitschaft, sich wieder zu freuen. Ohne Freude erhält das Immunsystem keine Anregungen, das Leben zu schützen und gesund zu erhalten. Autogenes Training ist in solchen Fällen eine besonders hilfreiche Methode.

Ernährung: Übermäßiges Essen behindert das Immunsystem!

15. Wer zuviel, zu fett, zu süß gegessen hat, zwang sein Immunsystem, die Abwehrzellen im Verdauungstrakt zu konzentrieren und sich dort explosionsartig zu vermehren. Sie müssen also von möglichen Infektionsherden abgezogen werden, wodurch die Abwehraufgaben dort vorübergehend nicht mehr mit der nötigen Intensität durchgeführt werden können. Das bedeutet eine massive Überbelastung des Immunsystems, und es erhöht das Risiko, daß eine Infektion verschleppt wird.

16. Wer sich mit Rauschmitteln oder mit Medikamenten »aufgemöbelt« hat, gab seinem Immunsystem falsche Signale, so daß es stark irritiert und fehlgesteuert wurde. Da unser Immunsystem lernfähig ist, besteht die Gefahr, daß es in Zukunft stets auf ähnliche Reize hin falsch reagiert.

4

So trainieren Sie Ihr Immunsystem

Wie also muß ein effektives Immun-Trainingsprogramm aussehen?
Nach allem, was wir bisher erfahren haben, kann es sich bei diesem Training nicht um ein Programm handeln, das mit ein paar Übungen zwischen Aufstehen und Frühstück erledigt werden könnte. Es geht vielmehr darum, in der Lebensgestaltung einige wichtige Veränderungen vorzunehmen, die alle dazu beitragen, daß unser Immunsystem in jeder Situation die richtige Antwort findet. Es muß lernen, weder zu hektisch noch zu zaghaft, weder übermäßig noch zu schwach zu reagieren. Vor allem aber muß es in jedem Augenblick richtig handeln. Wir müssen dafür sorgen, daß das, was es gelernt hat, nicht durch falsche Informationen verfälscht wird. Und wir müssen es vor allem vor pausenlosen Überforderungen bewahren und es gleichzeitig so in Übung halten, daß es im Ernstfall voll einsatzfähig ist. Und wir müssen zusehen, daß es von unserer Seele die richtigen Signale bekommt.
Das hört sich weit schwieriger an, als es tatsächlich ist. Wenn wir erst einmal damit begonnen haben, bei der grundsätzlichen Einstellung zum Leben und bei allen Aktivitäten an unser Immunsystem zu denken, es sinnvoll zu trainieren und gleichzeitig zu schonen, wird uns

dieses Training bald in Fleisch und Blut übergegangen sein. Unser ganzes Leben wird dabei aber leichter, angenehmer, vor allem aber beschwerde- und schmerzfrei. Ein erstrebenswerteres Ziel kann es wohl kaum geben. Um es noch einmal zu sagen: Von niemandem wird ein Martyrium, ein großer Verzicht, schon gar keine Maßnahme verlangt, die allen Spaß oder die Freude am Leben verderben könnte. Im Gegenteil: Wir sollen ja heiter, entspannt, fröhlich werden.

Das Immunsystem wird im Kindesalter geprägt

Im Grunde beginnt das Immun-Training bereits unmittelbar nach der Geburt. Die Zeiten sind glücklicherweise vorbei, in denen junge Mütter glaubten, sie könnten dank ausgewogener Babynahrung auf das Stillen verzichten, weil es angeblich den Busen ruiniert. Die Muttermilch ist nicht nur von ihrer Zusammensetzung her die denkbar beste Nahrung für den Säugling. Sie enthält auch wertvolle Abwehrzellen, nämlich Antikörper. Mit der Muttermilch wird das Baby regelrecht gegen alle möglichen Krankheitserreger aufgerüstet. Es kann also gar nicht zu schweren Infektionen mit Fieber und Entzündungen kommen, weil die Spezialtruppen nicht erst gebildet werden müssen.
Der nächste Schritt ist schon etwas schwieriger. Wir impfen heute unsere Babys schon sehr früh gegen die sogenannten Kinderkrankheiten. Das ist in aller Regel auch gut so. Nur, das ist meine persönliche Meinung aufgrund jahrzehntelanger praktischer Erfahrungen: Wir sollten diese Impfaktionen nun nach und nach doch wie-

der auf die wichtigsten Impfungen beschränken. Auf jene Krankheiten nämlich, die wirklich lebensbedrohend werden könnten. Das Immunsystem eines Kindes ist unter normalen Umständen kein schwächliches Gebilde, das erst mit der Zeit an Stabilität gewinnen könnte. Es ist von Anfang an besonders stark. Was ihm noch fehlt, ist nur das entsprechende Training. Es ist deshalb nötig, daß ein Kind zumindest die eine oder andere der weniger gefährlichen Kinderkrankheiten durchsteht. Ohne Antibiotika. Ohne Maßnahmen, die das Fieber allzu gewaltsam senken. Im Kindesalter erfährt das Immunsystem seine Prägung. Später wird es so reagieren, wie es dies im Kindesalter gelernt hat.

Dazu gehört nun auch, daß man nicht versucht, sein Kind vor Infektionsgefahren zu isolieren. Seine Immunität wird um so umfangreicher, je mehr Krankheitserregern es begegnen kann. Glücklicherweise sind wohl auch jene Zeiten vorbei, in denen Kinder aus gutbürgerlichen Familien nicht auf der Straße und nicht mit anderen Kindern zusammen spielen durften. Jede Begegnung mit der Umwelt stellt eine natürliche Impfung dar. Diese Chance des Immun-Trainings darf man keinem Kind nehmen.

Nur: Dies ist wahrhaftig kein Aufruf zur Schlamperei in Gesundheitsfragen! Wenn das Kind krank geworden ist, dann muß sein Körper auch die idealen Voraussetzungen finden, diese Krankheit auszukurieren. Man tut ihm keinen Gefallen mit einer massiven Medikamentenbehandlung. Statt dessen sollte man sich wieder an die bewährten alten Mittel erinnern: Zwiebelwickel bei Halsentzündungen, Himbeersaft als leicht fiebersenkendes Mittel, eventuell Wadenwickel, damit das Fieber nicht übermäßig hoch ansteigt. Und dazu: Bettruhe. Und zwar so lange, bis die Körpertemperaturen wieder zwei Tage lang normal geblieben sind. Das Kind, das so trainieren kann, wird hinterher doppelt und dreifach stabil sein. Verlangen Sie deshalb von Ihrem Arzt keine Medikamente, die es möglichst rasch wieder auf die Beine stellen, damit es wieder in die Schule gehen kann, sondern fragen Sie ihn, wie es auf natürliche Weise völlig gesund wird.

Die Zeit vor der Pubertät ist für die Gesundheitserziehung eines Kindes besonders wichtig – das beginnt schon mit dem zehnten, elften Lebensjahr, weil es Vorsorge zu treffen gilt für die Jahre, in denen das Immunsystem durch die hormonellen Entfaltungen unterdrückt wird. In dieser Zeit müssen die wichtigsten Regeln einer gesunden Lebensweise dem Kind in Fleisch und Blut übergehen.

Es muß lernen, daß die Wechseldusche in den Morgenstunden nicht in erster Linie der Reinlichkeit dient, weshalb Seife und andere Duschmittel auch nicht so wichtig sind. Die Wechseldusche hat vor allem dafür zu sorgen, daß der Organismus »aufwacht«, daß der Kreislauf und damit die Wärme-Kälte-Regulierung auf Trab kommen. Das Kind braucht nicht vor Wetter, Kälte und Regen geschützt zu werden – sein Körper muß sie verkraften lernen. Das Kind sollte Sport treiben, vor allem schwimmen und bei jeder Witterung an die frische Luft.

Zu Hause aber gilt es, vor allem in den naßkalten Herbst- und Wintermonaten, dafür zu sorgen, daß die Luft in geheizten Räumen nicht zu trocken, daß die Zimmer nicht überhitzt sind. Denn zu trockene

Schleimhäute schwächen die Mobilität der Abwehrzellen in den Luftwegen.
Ich muß es hier so hart formulieren, weil ich in der gesundheitlichen Verwahrlosung unserer Kinder eines der größten Gesundheitsprobleme unserer Tage sehe. Es ist weithin tatsächlich so: Unseren Kindern und Jugendlichen fehlt es an nichts – ausgenommen die sorgfältige Betreuung ihrer Gesundheit und eine vernünftige Erziehung zu gesunder Lebensweise. Nicht zuletzt deshalb fordere ich seit Jahren immer wieder, daß endlich das Fach Gesundheitserziehung in die Lehrpläne unserer Schulen aufgenommen wird. Wenn wir Ärzte heute kaum mehr einem Patienten über 50 Jahren begegnen, der nicht zumindest an einer leichten Form einer chronischen Bronchitis leidet, wenn wir zur Kenntnis nehmen müssen, daß dreiviertel aller Schlafprobleme älterer Menschen aus Atemproblemen resultieren, müssen wir gleichzeitig auch festhalten, daß diese schweren gesundheitlichen Störungen nicht erst im Alter entstanden sind, sondern zurückgehen auf die ersten groben Fehler in der Vorjugendzeit. Ein Wunder, daß die Heilkräfte so lange imstande waren, die entstandenen Schädigungen immer wieder einigermaßen zu »reparieren«.
Unfaßbar, wie leichtfertig Eltern beispielsweise mit dem Schnupfen ihrer Kinder umgehen. Noch immer herrscht vielerorts die Meinung vor, zu einem lebendigen Kind gehöre zu den frischen roten Wangen auch die »Rotznase«. Das ist grundsätzlich falsch. Auf diesem Gebiet wird von Eltern unendlich viel gesündigt. Spätestens nach drei Wochen muß auch der heftigste Schnupfen wieder abgeklungen sein. Wenn das nicht der Fall

ist, darf man nicht einfach annehmen, das Kind hätte sich erneut erkältet, um abzuwarten, bis die »laufende Nase« von selbst versiegt. Nach drei Wochen müssen energische Maßnahmen ergriffen werden. Nicht, indem man dem Kind Medikamente eingibt. Sie würden nur den wahren Hintergrund vertuschen und in falscher Sicherheit wiegen. Doch indem man mit Heilkräutern, Inhalationen die Heilkräfte des Körpers unterstützt. Und indem man endlich mit einem gezielten Immun-Training beginnt.
Wenn das alles nicht helfen sollte, müssen Sie unbedingt abklären, ob es sich tatsächlich um eine Infektion oder aber um eine Allergie handelt. In den Symptomen sind beide Gesundheitsstörung einander zum Verwechseln ähnlich, so daß man sie nicht leicht voneinander unterscheiden kann. Hier hilft nur die sorgsame Beobachtung: Wenn ein Schnupfen sich nicht beseitigen läßt, vor allem aber, wenn er in bestimmten Situationen oder nur an manchen Orten auftritt, spricht vieles für eine Allergie. Das wäre kein Grund aufzuatmen. Es müßte statt dessen alles geschehen – auch beim Heuschnupfen –, den »Fehler« des Immunsystems zu beseitigen. Denken Sie auch daran, daß sich Allergien nicht nur in Schnupfen oder Hautausschlägen äußern, sondern nicht gerade selten auch in großer Nervosität, in Aggressivität, in depressiven Verstimmungen oder auch in Schulversagen. Jede Allergie ist eine ungeheure Belastung des Immunsystems. Und jede Allergie besitzt die Tendenz, sich von ursprünglich einer unverträglichen Substanz auf weitere auszudehnen. Auch bei Allergien wird die eigentliche Grundlage häufig in den frühen Jugendtagen gelegt. Sehen Sie deshalb zu, daß der Organismus Ihres

Kindes möglichst wenig mit künstlichen Farbstoffen in Speisen, mit Konservierungsmitteln und anderen chemischen Zusätzen belastet wird.

Rauchen – das doppelte Risiko für das Immunsystem

Die weitaus schlimmste Belastung des Immunsystems der Atemwege ist aber ohne jeden Zweifel das Rauchen. Gerade weil es immer wieder verniedlicht wird, muß ich hier ein wenig ausholen:
Speziell für das Atemsystem hat die Natur ein besonders geniales Abwehrsystem geschaffen. Die Atemluft strömt durch Nase und Mund in die Luftröhre und von dort in die Bronchien, die sich immer mehr verästeln und immer feiner und zarter werden, bis hin zu den Lungenbläschen, die wie Tautropfen die Enden der feinsten Ästchen abschließen. In den Lungenbläschen findet die Sauerstoffaufnahme des Blutes statt. Die Luft stößt auf feine Membranen, hinter denen sich die roten Blutkörperchen vorbeischieben, eines hinter dem anderen wie die Waggons eines endlosen Zuges. In einem komplizierten Prozeß, an dem ganz wesentlich wieder Enzyme beteiligt sind, wird der Sauerstoff aus der Atemluft herausgelöst, durch die hauchdünne Wand geschoben und auf die Waggons aufgeladen.
Das Phantastische dabei: Der ganze Weg von der Nase bis zu den Lungenbläschen ist so ausgelegt, daß normalerweise nichts, aber auch gar nichts an Verunreinigungen bis zu den Lungenbläschen gelangen kann. Schon in der Nase werden die gröbsten Partikel der Luft zu-

rückgehalten, wenn die Atemluft durch das Haarkleid in der Nase streicht. Feinere Teilchen bleiben wie das Insekt an einem Fliegenfänger hängen, denn die Schleimhaut der Nase sondert ein klebriges Sekret ab, von dem sich nichts, auch nicht Bakterien und Viren, mehr losreißen kann. Sie werden mit dem Schleim nach außen weggeschafft.

Denn der Schleim ist ständig in Bewegung zur Nase hin. Dafür sorgen Milliarden feinster Flimmerhärchen, die sich ständig aufrichten und wieder zurücklegen, so daß der Schleim vorwärtsgetrieben wird und schließlich ausgeschneuzt werden kann.

In diesem Schleim – auch das gehört zum Immunsystem – befinden sich aber auch hilfreiche Bakterien und Abwehrzellen, die hereingeschleuderte Krankheitserreger sofort angreifen und vernichten.

Für den Fall, daß dieses perfekte Reinigungssystem einmal nicht ausreichend funktioniert, gibt es zusätzlich den Hustenreflex: Durch unwillkürliche Kontraktionen der Bronchien wird der Schleim oder auch ein Fremdkörper, der sich in ihm befindet, herausgeschleudert.

Praktisch eine einzige Form der Luftverschmutzung kann diesen Reinigungsmechanismus überlisten: Im Zigarettenrauch befinden sich winzige Partikel, die weder an den Nasenhärchen noch am Schleim der Bronchien haftenbleiben. Sie können bis zu den Lungenbläschen vordringen. Dort bleiben sie dann an den Membranen haften und verkleistern sie. Damit behindern sie nicht nur massiv die Sauerstoffaufnahme, sie zwingen zugleich die Abwehrzellen des Immunsystems, diesen Belag abzutragen, zu »verdauen« und über das Blut wegzuschaffen. Das Immunsystem eines Rauchers ist

also mit einer sehr aufwendigen, zusätzlichen Arbeit belastet. Wenn es dazu nicht mehr imstande ist, kommt es zum gefürchteten Lungenkrebs, der zu den bösartigsten Krebsarten mit der höchsten Sterblichkeitsrate gehört.
Und noch eine schlimme Auswirkung hat das Rauchen auf den Reinigungs- und Abwehrprozeß in den Bronchien: Das Nikotin lähmt die Bewegung der Flimmerhärchen. Sie sind beim Raucher nicht mehr in der Lage, den Schleim zügig zur Nase hin zu bewegen. Dadurch bekommen auch Krankheitserreger durch ihre längere Verweildauer die Chance, sich zu vermehren und eine Entzündung zu provozieren. Bei der akuten Bronchitis, der Folge einer solchen Infektion, schwillt die Schleimhaut an und sucht sich zu helfen, indem sie vermehrt Schleim absondert. Viele, auch rezeptfreie Medikamente wirken entzündungshemmend. Die Schleimhaut schwillt also ab, so daß man wieder freier atmen kann. Das ist allerdings keine Therapie, sondern eine grobe Täuschung: Die Krankheitserreger sind damit keineswegs besiegt, sondern sie können sich nun im Gegenteil, weil die Abwehr gedrosselt wurde, besser entfalten. Wendet man solche Mittel über einen längeren Zeitraum oder allzu oft an, dann erreicht man damit, daß die Schleimhaut dicker wird und sich schließlich überhaupt nicht mehr zurückbilden kann.
Fast noch schlimmer sind die Folgen der Entzündung: Es entstehen in der Schleimhaut Narben. Dort, wo sie sich erstrecken, können keine Flimmerhärchen mehr wachsen. Die ursprünglich üppige »Wiese« wird zum Ödland, auf dem sich nichts mehr bewegt. Der Schleim setzt sich fest, wird immer zäher und kann schließlich nur noch mit großer Anstrengung abgehustet werden.

»Fast Food«: Eine kranke Generation wächst heran!

Ein zweites großes Gesundheitsproblem der Kinder und Jugendlichen ist die »Fast-Food-Ernährung«: In den USA hat man bereits vor Jahren festgestellt, daß die Vitaminversorgung bei Jugendlichen noch weit verheerender ist als bei den Senioren in Altersheimen. Bei uns dürfte es mittlerweile genauso sein. Man bekommt wahrhaftig das Grausen, muß man zusehen, wie diese junge Generation sich ernährt. Nur so im Vorbeigehen, ohne jegliche Ruhe, schlingen sie fette Pommes frites, dick bestrichen mit Ketchup, oder einen Hamburger herunter. Manche scheinen sich auch fast ausschließlich von Süßigkeiten zu ernähren. Ich will mich wieder unmißverständlich ausdrücken: Wenn unsere Kinder nicht lernen, sich gesund zu ernähren, die Mahlzeiten einzuhalten und dabei einen gesitteten Stil zu entwickeln, dann wächst eine zur Krankheit verurteilte Generation heran. Dann werden diese Menschen ihre Immuno-Pause nicht erst mit 40 Jahren, sondern bereits mit 35 oder gar 30 Jahren erleben müssen. Einfach den Hunger stillen und speisen – das sind zwei völlig verschiedene Dinge. Unsere Kinder müssen wieder lernen, wenigstens einmal am Tag am Tisch zu sitzen und zu speisen. Ohne nervös auf dem Stuhl herumzurutschen. Ohne auf die Uhr zu blicken, ohne lärmende Musik im Hintergrund, ohne beim Essen zu lesen oder gar fernzusehen. Nicht nur der Körper muß Zeit haben, sich auf das Essen einzustellen, sondern auch die Seele. Das Zusammenfinden am Tisch wird allerdings nur dann für Kinder nicht zur Plage, wenn man für eine gelöste, heitere, friedliche Atmosphäre sorgt. Mahlzeiten dürfen nicht dazu mißbraucht werden, Auseinandersetzungen auszutragen, die Kinder zu rügen und am Partner herumzunörgeln. Auch Sorgen sollten bei anderen Gelegenheiten, aber niemals bei Tisch besprochen werden, sonst fliehen die Kinder diese Begegnung, die sie als schlimme Bedrohung empfinden.

Gesunder Schlaf: Die Heilphase des Lebens

Früher war es üblich, daß Kinder um acht Uhr abends ins Bett geschickt wurden. Unsere Eltern haben noch gewußt, daß der erste, frühe Schlaf der gesündeste ist. Für die Schlafforscher gibt es heute keinen Zweifel mehr daran: In den ersten Stunden des Schlafes erholt sich der Körper. Im Schlaf werden nicht etwa alle Körperfunktionen abgeschaltet oder auf »Sparflamme« zurückgeschraubt, sondern manche, vor allem die des Immunsystems, werden dann, wenn wir die Augen zugemacht haben, erst richtig aktiv. Im Schlaf kann nachgeholt werden, was tagsüber versäumt wurde. Wenn wir zur Ruhe gefunden haben, arbeiten die Abwehrzellen auf Hochtouren. Der Schlaf ist nicht nur die Erholungsphase des Lebens, sondern auch seine eigentliche Heilphase. Ich habe es schon angedeutet: Viele »Erkältungen« kommen zustande, weil der gesunde Schlaf fehlt. Das ist der nächste Punkt, der bei der Gesundheitserziehung beachtet werden muß: Lassen Sie nicht zu, daß Heranwachsende abends stundenlang vor dem Fernsehgerät sitzen. Fangen Sie erst gar nicht damit an, sonst schaffen Sie es nie wieder, das Kind ins Bett zu schikken. Die gesundheitliche Belastung ist dreifach schwerwiegend: Zunächst werden die besten Stunden für Erholung und Heilung versäumt. Sodann sorgt das Miterleben einer spannenden Geschichte für enorme innere Aufregung und Verspannung – übrigens nicht nur bei Kindern. Adrenalin-Ausschüttungen beschleunigen viele Stoffwechselprozesse, wobei aber wichtige Ergänzungen, wie etwa beschleunigtes und tieferes Atmen, das bei sportlicher Betätigung von selbst zustande kommt, ausfallen. Der Körper verharrt wie im Schreck. Und wie im Streß stauen sich Zucker und Fette im Blut. Das Kind ist nach dem aufwühlenden Erlebnis innerlich so erregt, daß es keinen gesunden Schlaf finden kann. Die »Ordnungskräfte« haben viel Mühe, den gesunden Normalzustand wiederherzustellen. Aber das ist nur eine Seite. Vergessen Sie nicht: Alles, was das Kind erlebt hat, muß seine Seele im Schlaf »verarbeiten«. Der Schlaf ist entsprechend unruhig und von Träumen gestört. Das Kind wird es mit verstärkter Nervosität und Konzentrationsschwäche büßen müssen.

Nun kommt aber noch eine dritte Fehlsteuerung hinzu: Allein schon das unbewegliche, verkrampfte Sitzen – ohne die zusätzliche Aufregung durch das Fernsehen – sorgt für eine »Aufladung«. Sie kennen das: Zieht man abends etwa einen Pullover aus synthetischem Gewebe über den Kopf, dann kann man Funken aufblitzen sehen und es knistern hören. Diese Funken sind besonders heftig, wenn man lange bewegungslos saß. Ein Wissenschaftler hat gemessen, welche Veränderungen dabei auftreten: Puls und Atmung werden automatisch schneller und flacher. Die Hautfeuchtigkeit steigt um rund zehn Prozent an. Vor allem aber lädt man sich statisch auf. Und diese elektrische »Aufladung« verändert und stört organische Steuerbefehle. In unserem Körper fließen nicht nur Gehirnströme, sondern der gesamte Stoffwechsel der Körperzellen ist abhängig von einer elektrischen Spannung zwischen der Außenhaut und dem Zellinnern. Das heißt: Man ist im Sitzen – speziell auf Kunststoffgeweben – nicht etwa entspannt, sondern grundlos hektisch. Auf der einen Seite heizt sich der Körper ein, obwohl das überhaupt nicht nötig wäre. Auf der anderen wird er zur Kühlung gezwungen. Beides ist unsinnig. Ersparen Sie sich – vor allem Ihren Kindern – diesen unnötigen Streß, auch wenn das mit sich bringt, daß Sie vielleicht selbst einmal auf eine interessante Sendung verzichten müssen. Denken Sie daran: Es geht nicht nur um nervliche Überreizungen und körperliche Übermüdung. Es geht sehr direkt um Ihr Immunsystem, das dabei geschädigt wird.

Pubertät: Keine fremden statt der eigenen »Drogen«!

Während der Pubertät gilt es vor allem, der Tatsache eines natürlicherweise geschwächten Immunsystems Rechnung zu tragen. Das heißt vor allem: Keine zusätzliche Überforderung und keine Unterdrückung der Immunkräfte. Nun sollte ein sicheres Gesundheitsbewußtsein dank einer gezielten Erziehung so sehr in Fleisch und Blut übergegangen sein, daß der Jugendliche, der in dieser Zeit so schwierige psychische Probleme zu bewältigen hat, sich richtig verhält ohne nach Gesundheitsrezepten suchen zu müssen.

Wichtig ist vor allem, daß keine Notwendigkeit entsteht, seelische Unsicherheiten in dieser Zeit mit irgendwelchen Suchtmitteln zu kompensieren, ob das nun Alkohol, Rauchen, Medikamente oder gar Rauschmittel sind. Alles, was den Körper zu zwanghaften Reaktionen veranlassen könnte – und Sucht ist nichts anderes als eine Abhängigkeit von Scheinbedürfnissen –, macht unfrei und zerstört die Gesundheit. In diesem Fall muß das Immunsystem, das während der Pubertät sowieso schon durch die Sexualhormone supprimiert wird, sich mit Gift- und Schadstoffen herumschlagen. Um diese zu neutralisieren, muß es beispielsweise dafür sorgen, daß Gegengifte produziert werden, die das Gleichgewicht wiederherstellen. Hat es sich erst einmal an solche Produktionen gewöhnt, dann können sie selbst zum Gesundheitsproblem werden, sollte der Giftstoff nicht wie erwartet eintreffen. Auf diese Weise entstehen die Entzugserscheinungen.

Ich möchte hier nur andeuten, daß Süchtigkeiten weiter verbreitet sind, als allgemein angenommen wird. Da der Körper auf alles reagieren muß, was ihm zugeführt und abverlangt wird, muß er automatisch in gewisse »Gewohnheiten« verfallen, sobald immer dieselben Antworten mit großer Regelmäßigkeit verlangt werden. Damit müßten auch die gesündesten Nahrungsstoffe ungesund werden, wenn sie einseitig verspeist werden. Belastende, zu fette, zu süße Speisen aber, etwa die mit Schlagsahne überhäuften Torten, sind für viele Menschen auch zu einer Droge geworden: Die Süßigkeit soll ersetzen, was man selbst nicht mehr an körpereigenen Drogen abzurufen vermag.

Sollen junge Menschen während der Pubertät nun au-

ßerdem etwas Besonderes tun, um ihre Abwehr zu kräftigen, etwa eine immunstärkende Therapie?
Wenn kein besonderer Umstand vorliegt, rate ich davon ab. Das Immunsystem des gesunden Jugendlichen ist ja nicht zerrüttet, nicht zum Fehlverhalten verleitet. Es wurde naturbedingt lediglich vorübergehend etwas unterdrückt. In dieses natürliche Geschehen aber sollte man weder in der Pubertät noch in der Schwangerschaft massiv eingreifen. Notwendig ist lediglich, daß der Organismus noch verantwortungsbewußter als sonst mit den nötigen Vitaminen, Spurenelementen, Mineralstoffen und Enzymen versorgt wird.
Um es noch einmal zu sagen: In keiner anderen Zeit ist eine gesunde Ernährung mit viel »lebendiger« Nahrung, also rohem Gemüse und frischem Obst, so wichtig wie in der Pubertät. Daß der Jugendliche ausreichend Sport treibt, im Sommer schwimmt, im Winter vielleicht die Sauna besucht oder Kneippsche Methoden anwendet, das sollte sich von selbst verstehen.

Sport stärkt nicht automatisch das Immunsystem!

Hier muß ich aber noch auf Erkenntnisse verweisen, die speziell in diesem Alter vor übermäßiger sportlicher Betätigung warnen. Schon lange weiß man, daß Spitzensportler besonders infektanfällig sind – und zwar speziell in dem Augenblick, in dem sie zum Wettkampf antreten sollen. Nahezu in jeder Woche einmal kann man lesen, daß ganze Fußballmannschaften von einem grippalen Infekt heimgesucht wurden und nur mit Spritzen fit gemacht werden konnten. Selbstverständlich kann man sagen, die Sportler haben sich gegenseitig angesteckt. Doch eigentlich sollte man davon ausgehen, daß Spitzensportler so austrainiert sind, daß sie über eine besonders stabile Gesundheit verfügen und sich nicht so leicht anstecken. Offensichtlich ist es nicht so. Wie viele Teilnehmer an Olympischen Spielen hatten vier Jahre lang hart trainiert auf den großen Augenblick der Bewährung hin. Und dann, wenn der große Tag endlich gekommen war, bekamen sie eine heftige Erkältung. Nahmen sie dagegen ein Medikament ein, gerieten sie in den Verdacht des Dopings. Wieder könnte man einwenden: Der große psychische Streß vor dem Wettkampf, das fremde Klima, die Reisen haben zu der akuten Erkrankung geführt. Und sicherlich tragen solche Faktoren auch dazu bei. Doch sie alleine erklären die Häufigkeit der Erkrankungen bei Leistungssportlern nicht. Deshalb befaßt sich die Sportmedizin seit kurzem auch besonders mit dem Thema »Sport und Immunsystem«. Im Januar 1990 fand in Paderborn ein internationales Symposium statt, das unter diesem Motto stand. Die Mediziner stellten sich die Frage, ob es denn tatsächlich so ist, daß in einem gesunden Körper auch ein gesundes Immunsystem gegeben sei. Und sie legten die Ergebnisse interessanter Untersuchungen vor, die jeder Jugendliche – auch der Breitensportler, der sich etwa auf einen Marathonlauf durch die Heimatstadt vorbereitet – kennen sollte: Schon zwischen den Wettkämpfen, also in den Pausen, das ergaben exakte Messungen, sind die Gammaglobuline im Blut der Leistungssportler deutlich erniedrigt. Während eines anstrengenden Trainings fallen die Werte bis zu 70 Prozent unter die Normalwerte ab. Sie erholen sich innerhalb von 24

Stunden zwar wieder, bleiben aber auf dem ursprünglichen erniedrigten Level. Diese Ergebnisse konnten auch in Tierversuchen bestätigt werden: Ein Tumor in einem Nager wächst deutlich langsamer, wenn das Tier vorher in einem gemäßigten, angepaßten Training zur Bewegung angehalten wurde. Setzte das Training erst beim schon krebskranken Tier ein, war die Heilwirkung des körperlichen Trainings geringer. Wurden die Tiere dagegen beim Training überanstrengt, dann wuchs der Tumor eher noch schneller.

Das bestätigt aber, was jeder erfahrene Arzt immer schon gewußt hat: Sport stärkt und festigt das Immunsystem nur, wenn er maßvoll angepaßt an die individuelle Leistungskraft des einzelnen ausgeübt und in einem behutsamen Training erst nach und nach gesteigert wird. Überanstrengungen im Sport – vor allem bei Jugendlichen in der Pubertät – schwächen das Immunsystem. Es muß deshalb unbedingt darauf geachtet werden, daß der Jugendliche keinen falschen Ehrgeiz entwickelt und damit in dieser Lebensphase sein Immunsystem ruiniert. Jedes Training verlangt Regelmäßigkeit – und Anpassung. Die Grenzen der Ermüdung und der Erschöpfung müssen eingehalten werden. Es ist gefährlich – nicht nur für die Muskeln –, nur gelegentlich die körperliche Tüchtigkeit auf der Skipiste oder in der Loipe demonstrieren zu wollen. Der Trainingseffekt wäre gleich null, das Risiko der Überforderung viel zu groß.

Der Chefbundestrainer der deutschen Fechter, Emil Beck aus Tauberbischofsheim, der mit seinen Mannschaften von einem Sieg zum anderen eilt, war einer der ersten, die erkannten, daß es im Sport nicht genügen kann, Talente zu entdecken und zu fördern. Auch mit einem zusätzlichen Konditionstraining kann es noch nicht getan sein. Damit Technik, schnelle Reflexe und Konzentrationsfähigkeit im Wettkampf sich optimal entfalten können, muß erst eine stabile Gesundheit als Grundlage gegeben sein. Der junge Mann mit Florett, Säbel oder Degen darf eben nicht einen Tag vor dem Wettkampf seinen Schnupfen bekommen, die Fechterin nicht zwei Stunden vorher einen allergischen Hautausschlag oder verfrüht ihre Tage. Durch die regelmäßigen Hormonumstellungen ist das Problem eines stabilen Immunsystems bei jungen Sportlerinnen noch sehr viel differenzierter als bei jungen Männern. Deshalb hat sich Emil Beck schon vor Jahren bei uns Rat und Hilfe gesucht. Und dieser Schritt hat sich wahrhaftig gelohnt. Ich bin der Meinung, daß Trainer und Immunologen noch viel enger zusammenarbeiten sollten. Es ist tatsächlich nicht gleichgültig, ob man in den Morgen- oder in den Nachmittagsstunden trainiert. Speziell das sportliche Training sollte viel genauer nach dem Rhythmus des Immunsystems ausgerichtet werden. In solchen Fällen arbeitet das Schwarzwald-Sanatorium auch eng mit der Stiftung Deutsche Sporthilfe zusammen.

Erwachsensein: Ein Drittel weniger Kalorien

Um das 25. Lebensjahr ist das Wachstum abgeschlossen, die Pubertät längst vorbei. Dieses Lebensalter ist eine wichtige, bisher kaum beachtete Lebensschwelle: Der Organismus braucht nun deutlich weniger Nahrung. Er wächst nicht mehr. Gegenüber dem bisherigen Bedarf verringert sich die benötigte Kalorienmenge um ein ganzes Drittel! Doch wer weiß und beachtet das schon? Wer in diesem Alter seine Essensmengen nicht deutlich einschränkt, wird bald erhebliches Übergewicht besitzen. Es mag sich erst in späteren Jahren deutlich zeigen. Die Grundlage dafür wird schon um das 25. Lebensjahr gelegt: Nimmt ein junger Mann in dieser Zeit, weil er seine Nahrung nicht deutlich einschränkt, täglich auch nur 100 Kilokalorien über den Bedarf hinaus zu sich – das ist kaum mehr als eine Schnitte Brot –, kann sich allein daraus in zehn Jahren ein Übergewicht von 40 Kilogramm ergeben.

Wir leben schon in einer merkwürdigen Zeit: Junge Menschen finden heute alle Möglichkeiten vor, sich zu schulen, sich in Abendkursen, auf Schulungslehrgängen, in Managerkursen, auf Wochenendtagungen in speziellen Akademien immer noch perfekter auf die Anforderungen im Berufsleben vorzubereiten. Alles wird ihnen bis ins letzte Detail beigebracht vom Umgang mit modernsten Computern über marktgerechtes Verhalten bis hin zum richtigen Auftreten und zum Styling der eigenen Persönlichkeit in Kleidung und Benehmen. Vielleicht erfahren sie am Rande auch noch, wie wichtig ein EKG in regelmäßigen Abständen sein kann. Doch keiner verliert ein Wort darüber, wie sie leben müssen, um von ihrer seelischen Verfassung her in Streßbewältigung und Infektabwehr gesund zu bleiben. Kaum einer der jungen Menschen, die künftig Wirtschaft und Politik maßgeblich mitbestimmen, erfährt etwas über die Bedeutung einer gesunden Ernährung oder gar über die Zusammenhänge einer Psycho-Neuro-Immunologie. Nicht zuletzt deshalb beobachten wir so viele fast schon verzweifelte Versuche junger Menschen, eigene Ernährungsexperimente zu versuchen – häufig ohne die geringste Ahnung von der Bedeutung der einzelnen Nahrungsbestandteile zu haben. Nicht selten verfallen sie in Einseitigkeiten, die höchst bedrohlich sind. Wäre es nicht an der Zeit, daß gerade in die Managerkurse das Thema Gesundheit, ganz speziell aber das Thema Immunologie aufgenommen wird? Ein Unternehmen ist nur so gesund wie der Mann an seiner Spitze. Er darf sich nicht damit begnügen, sich technisch, wirtschaftlich, organisatorisch, strukturell für »Europa '93« fit zu machen. Was nützt ihm letztlich das ganze »Knowhow«, wenn er seine Ideen und Vorstellungen mangels eigener Leistungskraft oder auch der Krankheitsausfälle seiner Mitarbeiter wegen nicht verwirklichen kann? Gewinnen auf Dauer kann nur der Gesunde! Die Zukunft gehört dem Unternehmer, der sich verantwortungsbewußt vorbeugend um seine Gesundheit, in erster Linie um sein Immunsystem kümmert. Niemand muß lernen, was ein sekretorisches IgA ist. Das können wir den Ärzten überlassen. Doch wie segensreich, die Gesundheit stärkend die Freude sein kann, wie gesund ein herzhaftes Lachen ist, das zumindest müßten alle erfahren, die mit Menschen zu tun haben.

Immuno-Pause: Zeit für die »Nachschulung« der Immunkräfte!

Von der schwierigsten Gesundheitskrise, der Immuno-Pause um das 40. Lebensjahr, nicht selten schon früher, habe ich schon gesprochen. Würde das, was ich bisher dargelegt habe, auch nur einigermaßen befolgt, könnte sie ganz deutlich hinausgezögert, vielleicht sogar so weit in ihren Auswirkungen gedämpft werden, daß sie tatsächlich keine bedrohliche Rolle mehr spielen würde. Da dies nur in den seltensten Fällen der Fall ist, kann es auch nicht mehr genügen, in der Mitte des Lebens nun eifrig mit einem Immun-Training zu beginnen. Dieses muß einhergehen mit einer totalen Auffrischung der Immunkräfte, sonst kommt es zu spät. Auffrischung bedeutet in diesem Fall fast immer eine gezielte »Nachschulung« des Immunsystems. Man muß sich darüber im klaren sein: Bei einer Erschöpfung der Kräfte ist ein Training nicht mehr imstande, neue Lebendigkeit zu wecken. Erst muß die Grundlage dafür geschaffen werden, daß es überhaupt etwas zu trainieren gibt.

Deshalb haben wir das Schwarzwald Sanatorium Obertal zu einem Immun-Training-Center ausgebaut, in dem die Möglichkeit geboten wird, sich sowohl ein effektives Immun-Training anzueignen als auch die »Nachschulung« mit Hilfe natürlicher, immunstärkender und immunmodulierender Therapien, allen voran unserer Thymosand-Therapie, einzuleiten. Etwa um das 40. Lebensjahr, das wäre der günstigste Zeitpunkt, sollte jeder sich bewußt machen, daß der Augenblick gekommen ist, nicht länger auf den berühmten »Schuß vor den Bug« zu warten. Die »Sünden« haben sich summiert. Die Hinweise, daß die Gesundheit nicht mehr die stabilste ist, häufen sich: regelmäßige Kopfschmerzen, verstärkte Wetterfühligkeit, Konzentrationsprobleme, große Nervosität, Schlafschwierigkeiten, allergische Erscheinungen, Morgensteifheit der Glieder, das sind noch die kleinsten Übel, mit denen man sich herumzuschlagen hat. Man weiß selbstverständlich, daß der immer häufigere Griff zu Tabletten keine Lösung der Probleme darstellt. Doch man braucht sie, um ein bißchen wacher zu sein oder besser einschlafen zu können, um den Kreislauf zu stabilisieren, um die Verdauung zu regeln. Berufliche und private Konflikte scheinen weder Zeit noch die Möglichkeit einzuräumen, endlich etwas für die Gesundheit zu tun. Und wenn dann endlich der Urlaub kommt, bucht man doch wieder eine Reise in ein möglichst exotisches Land, lädt man sich neue gesundheitliche Belastungen auf.

Und das alles, obwohl niemand verborgen bleiben kann, wie schwer andere diese Fehler büßen müssen; obwohl man sich bewußt ist, daß man dieselben Fehler wie jene begeht und damit ein ähnliches Schicksal riskiert; obwohl mittlerweile eigentlich jedem klargeworden sein müßte, wie schwer es ist, chronische Leiden auch nur zu lindern, von einer Heilung ganz zu schweigen. Rund zehn Millionen Bundesbürger dürften unter Rheuma leiden. Noch größer ist das Heer der Allergiker. Die Zahl der Diabetiker steigt ständig an. Herzinfarkt und Schlaganfall suchen immer noch jüngere Menschen heim. Täglich sterben 600 Menschen in unserer Heimat an den Folgen einer Arteriosklerose.

Die Angst vor solchen Leiden wird verdrängt von der noch größeren Befürchtung, der Arzt könnte bei der Untersuchung etwas Schlimmes entdecken. Und so wartet man ab. Ein Jahr um das andere. Und vertut die besten Chancen. Bis es zu spät ist!

Der gezielte Gesundheitsurlaub um das 40. Lebensjahr aber könnte den gefürchteten Leistungsknick leicht um zehn, 15, vielleicht sogar 20 Jahre hinausschieben. Er könnte vor allem über die Immuno-Pause hinweghelfen und damit den chronischen Leiden die Voraussetzungen entziehen. Er könnte speziell unseren Frauen die schwierige Phase der Menopause erträglicher machen und die damit verbundenen Folgen wie Depressionen, Osteoporose zumindest deutlich mildern. Ich bin überzeugt davon: Die gezielte Vorbeugung um 40 mit der Auffrischung des Immunsystems könnte unsere Kliniken wesentlich entlasten. Dafür gibt es handfeste Belege. Wenn sich heute Krankenkassen am liebsten in »Gesundheitskassen« umtaufen möchten, dann deshalb, weil sie das erkannt haben: Die Versuche, chronische Leiden zu heilen, verschlingen Milliarden. Mit einem Bruchteil dieses Geldes könnte vorbeugend dafür gesorgt werden, daß die Therapien weitgehend überflüssig werden. Doch das setzt ein grundlegendes Umdenken voraus: Meine Gesundheit ist nicht Sache eines Arztes, der mich wieder auf die Beine stellen muß, wenn mich das Schicksal heimgesucht hat, sondern sie ist meine ureigenste Sache. Ich selbst muß mich darum bemühen – und mich zu den notwendigen Maßnahmen aufraffen. Rechtzeitig!

Die Idealvorstellung eines Gesundheitsurlaubs könnte etwa folgendermaßen aussehen: Um das 40. Lebensjahr wird ein vierwöchiger Urlaub nicht am Strand mit intensiver Sonnenbestrahlung, nicht auf strapaziösen Reisen, nicht in neuer Streßbelastung verbracht, sondern in gesunder, beruhigender Atmosphäre und völlig getrennt von beruflichen und familiären Störungen. Am Anfang dieses Urlaubs steht die gründliche ärztliche Untersuchung, die den Immunstatus überprüft und besondere Gesundheitsrisiken wie Übergewicht, zu hohe Blutfettwerte, beginnende Arteriosklerose, zu hohe Harnsäure, Herzleistung und vieles andere diagnostiziert. Der fachkundige Arzt entscheidet dann, welche Maßnahmen zur Revitalisierung nötig sind. Vielleicht empfiehlt er eine Immun-Therapie mit Heilfasten, mit Thymusfaktoren, mit Antikörper-Seren oder ein Gefäßtraining mit einer Ozon-Sauerstoff-Therapie oder eine Psychotherapie mit autogenem Training. Wahrscheinlich kombiniert er die eine oder andere dieser natürlichen Therapien mit anderen, so daß der Gesundheitsurlaub wie ein großer Kundendienst beim Auto alle wichtigen Funktionen neu einstellt und gleichzeitig dafür sorgt, daß man ein hilfreiches Trainingsprogramm mit nach Hause nimmt. Wer einen solchen Gesundheitsurlaub einmal mitgemacht und seinen Segen für die Gesundheit hinterher verspürt hat, der versucht in aller Regel, ihn möglichst regelmäßig zu wiederholen. »In diesen Wochen«, so sagt einer meiner Patienten, ein Unternehmer, immer wieder, »verdiene ich das meiste Geld. Denn wenn ich nach Hause komme, bringe ich so viele neue Ideen und Anregungen mit, daß meine Mitarbeiter schon beinahe mit Bangen meiner Rückkehr entgegensehen. Sie ahnen, was auf sie zukommt.«

5

Immun-Therapie mit Thymosand

Von »Helferzellen« und »Suppressoren«

Ist es tatsächlich möglich, ein geschwächtes, unterdrücktes, irritiertes Immunsystem wieder dahin zu bringen, daß es alle seine vielfältigen Funktionen zügig und perfekt erfüllt? Diese Frage war seit den Entdeckungen Sandbergs über ein Vierteljahrhundert heftig umstritten – trotz aller Erfolge bei der Anwendung der Thymus-Extrakte. Sandberg selbst hat 1961, aus den USA nach Schweden zurückgekehrt, eine eigene Klinik eröffnet und sich gegenüber dem Heer seiner Kritiker behauptet. Bis zu seinem Tod im Jahre 1989 – er starb hochbetagt – hat er mit seinem Extrakt thx weit über 200 000 Patienten behandelt. Zuletzt arbeitete er mit fünf verschiedenen Zentren zusammen. Zu ihm sind längst nicht mehr nur Krebskranke gekommen, sondern er nahm sich aller chronischen Leiden an. Man hat ihm sehr genau auf die Finger gesehen. Doch weder bei ihm noch bei den Ärzten, die mit seinem Extrakt behandelten, ereignete sich auch nur ein einziger Zwischenfall, der ein Verbot gerechtfertigt hätte. Die Schweden, die mit Kunstfehlerprozessen und Klagen gegen Arzneimittelhersteller alles andere als zimperlich sind und sehr schnell aktiv werden, hätten schon bei Kleinigkeiten das thx verboten. Doch die gab es nicht.

Heute ist die Thymus-Therapie in Schweden – wie in vie-

len Ländern der Erde, etwa in England, Frankreich, Polen, Israel, Jugoslawien – voll anerkannt. In Schweden kann man den Thymus-Extrakt gegen Rezept in Apotheken beziehen. Er ist offiziell zugelassen. Nur bei uns in der Bundesrepublik wird die Therapie immer noch in Zweifel gezogen, obwohl sie auch hier längst keine »Außenseitermethode« mehr ist.
In jüngster Zeit ist es Wissenschaftlern gelungen, mit Hilfe der sogenannten monoklonalen Antikörper Methoden zur Zählung der Immunzellen zu entwickeln und somit auch ihre spezifischen Zuständigkeiten im Immunsystem genauer zu erforschen. Man hat also, vereinfacht ausgedrückt, Antikörper geschaffen, von denen man wußte, daß sie auf ganz bestimmte Antigene reagieren. Diese Antikörper wurden radioaktiv markiert, so daß man genau verfolgen konnte, wie und wo sie angreifen, vor allem aber, welche »Initialzündung« und welche »Bremse« sie brauchen, damit der Angriff überhaupt bemerkt und dann maßvoll abgewehrt wird, ohne daß die Reaktion über das Ziel hinausschießt.
Auf diese Weise fand man heraus: Zehn bis 20 Prozent der peripheren Blutlymphozyten sind sogenannte B-Lymphozyten. Sie produzieren die Antikörper, die gegen bakterielle und virale Infektionen so wichtig sind. Sie reagieren bei Allergien auch auf harmlose Stoffe, etwa auf Blütenpollen.
65 bis 80 Prozent der Blutlymphozyten sind T-Lymphozyten. Das sind also jene, die in der Thymusdrüse geschult wurden. Sie sind hauptsächlich zuständig für die Abwehrkraft der Körperzellen. Und sie steuern und kontrollieren über Botenstoffe, die sogenannten Lymphokine, das gesamte Immunsystem.

Unter diesen T-Lymphozyten hat man nämlich Untergruppen identifiziert, die auf nichtgeschulte Abwehrzellen einwirken. Da gibt es T-Helferzellen. Sie regulieren die Antikörperproduktion der B-Lymphozyten, die ohne diese Hilfe offensichtlich nicht in der Lage wären, ihre Aufgabe zu erfüllen. Dann gibt es unter den T-Lymphozyten die T-Suppressoren. Sie sorgen dafür, daß von vorneherein nicht zu viele B-Lymphozyten gebildet werden. Schließlich gibt es unter den Suppressorzellen noch »Spezialisten«, die virusinfizierte Zellen zerstören. Von den T-Lymphozyten, so könnte man es also ausdrücken, wird Regie geführt über die Notwendigkeit und Heftigkeit eines Abwehrkampfes. Andere Abwehrzellen sind von ihren Anweisungen abhängig. Wenn ein Fehler passiert, sind stets die T-Lymphozyten dafür verantwortlich zu machen, nicht ihre »Hilfstruppen«. Interessanterweise ist das Verhältnis zwischen Helferzellen und Suppressoren im gesunden Immunsystem zwei zu eins.

Neben den B- und den T-Lymphozyten gibt es innerhalb des Immunsystems noch verschiedenartige Killerzellen, Makrophagen und eine Fülle weiterer Abwehrzellen. Insgesamt hat man bis heute 83 Subpopulationen klassifiziert!

Die Killerzellen haben eine wichtige Funktion bei der Vernichtung von Krebszellen und Viren. Die Makrophagen, man nennt sie auch Freßzellen, wirken ebenfalls zellzerstörend auf Viren und krankes Gewebe, auf Schadstoffe, Fremdeiweiß und dergleichen. Sie sind die großen »Aufräumer« im Organismus. Auch diese Abwehrzellen wirken nicht einfach selbständig drauflos, sondern stehen in Verbindung mit T-Lymphozyten.

Die neue Methode macht es nun möglich, sehr genau den Immunstatus zu ermitteln – zu verfolgen, wie er sich bei Krankheiten verändert – aber auch, welche positiven oder negativen Auswirkungen Medikamente auf den Immunstatus haben.
Um die wichtigsten Ergebnisse vorwegzunehmen:
– Es ist eindeutig nachgewiesen, daß bei 95 Prozent aller chronischen Leiden – aber auch bei Krebsleiden – das Immunsystem geschwächt ist.
– Es konnte belegt werden, daß nahezu alle Therapieformen, die heute an den großen Kliniken zur Bekämpfung von Krebs angewendet werden, zugleich immunsuppressiv sind.
– Es konnte zugleich auch bestätigt werden, daß sich ein unterdrücktes Immunsystem wieder aufrichten und ein irritiertes durch Immunmodulation regulieren läßt.
Damit ist aber genau das bestätigt worden, was wir Ärzte immer schon behauptet haben, die wir uns seit einem Vierteljahrhundert mit natürlichen Behandlungsmethoden um das Immunsystem bemühen.
Schon Anfang der 80er Jahre hat Professor Dr. John R. Hobbs, Experte für Immunologie am Westminster Hospital in London, Aufsehen erregt mit seiner Feststellung, daß bei jedem fünften der in der Klinik untergebrachten Patienten eine Immundefizienz nachgewiesen werden kann.
Die Forschungen laufen auf vollen Touren, so daß beinahe täglich mit neuen Einsichten gerechnet werden darf. Ich will hier nur noch ein paar Einzelergebnisse streifen: Bei Autoimmunerkrankungen, also etwa bei manchen entzündlichen Rheumaleiden, besteht ein Mißverhältnis zwischen Helfer- und Suppressorzellen.

Das Verhältnis zwei zu eins ist deutlich zugunsten der Helferzellen verschoben. Es leuchtet ein, daß man allein mit einer undifferenzierten Stärkung des Immunsystems diese »Immun-Dysregulation« nicht beheben kann. Man muß das gesunde Verhältnis von »Antreibern« und »Blockern« wiederherstellen.
Bei AIDS-Patienten fand man es genau umgekehrt: Die Suppressorzellen haben überhand genommen, während die Helferzellen mehr und mehr fehlen.
Vor allem bei viralen Infektionen läßt sich eine zeitweilige, gelegentlich sogar chronische Immunsuppression nachweisen. Bei der Gürtelrose (Herpes zoster) sind die Suppressorzellen aktiviert und zugleich Funktionsstörungen bei den Makrophagen gegeben.
Bei Krebspatienten findet man so gut wie immer Helferzellen und Suppressorzellen im Verhältnis eins zu eins, in fortgeschrittenen Fällen sogar eins zu zwei. Solche Werte lassen sich oft schon nachweisen, bevor überhaupt ein Tumor diagnostiziert werden kann. Nach einer Chemotherapie, nach Bestrahlungen oder Cortisonbehandlungen – auch das läßt sich zeigen – ist die Immunsuppression deutlich verstärkt.
Selbst bei Diabetes – wer hätte es bei dieser Krankheit schon erwartet – läßt sich häufig ein Mißverhältnis zwischen Helfer- und Suppressorzellen nachweisen. Beim Altersdiabetes ist die Zahl der Helferzellen erniedrigt.
Kein Zweifel: Wer gesund bleiben will, der muß sich in erster Linie um sein Immunsystem kümmern. Bei ihm laufen alle Fäden zusammen. Ich bin überzeugt davon, daß wir in Kürze noch viel erstaunlichere Dinge über diese »Gesundheitszentrale« in unserem Körper erfahren werden.

Ist Ihnen aufgefallen, was bei der Aufzählung der Verschiebungen innerhalb der Thymus-Lymphozyten so ganz am Rande angeklungen ist? Ja, die Möglichkeit, solche Entgleisungen rechtzeitig zu diagnostizieren – noch bevor sich ein Knoten in der Brust oder ein Tumor in der Leber gebildet hat! Das ist eine völlig unerwartete, riesige Chance einer ganz neuen Früherkennung. Man könnte sie direkt als »Vorerkennung« bezeichnen, weil sie möglich macht, bereits den Fehler zu identifizieren, der zur Krankheit führen könnte – lange bevor diese entstanden ist. Und weil es tatsächlich möglich ist, den Fehler des Immunsystems auch zu beheben, kann man dann auch der Erkrankung vorbeugen.

Ich meine: Das ist eine der besten Nachrichten aus dem medizinischen Bereich der letzten Jahre.

Bei uns im Schwarzwald Sanatorium gehört seit vielen Jahren die Bestimmung des Immunstatus zur Routine unserer Laboruntersuchungen. Wir können mit diesen Messungen auch verfolgen, inwieweit sich das Bild während der Behandlung verändert hat.

In Kürze schon – vielleicht in zwei, drei Jahren – wird die Forschung uns einen wesentlich vereinfachten Test anbieten, den dann auch jeder Hausarzt vornehmen kann und der zur Routineuntersuchung gehören wird wie heute das EKG und die Blutdruckmessung.

Um nur anzudeuten, wie das aussehen könnte: In Heidelberg provozieren Wissenschaftler bei freiwilligen Studenten kleine Brandblasen am Unterarm. Dann zählen sie die Abwehrzellen, die sich in der Lymphflüssigkeit der Blase gesammelt haben. Dieses Verfahren hat den Vorteil, daß man nicht direkt in den Organismus hineingeht, sondern gewissermaßen an der Oberfläche

hantieren kann. Die Wissenschaftler können nämlich an der Flüssigkeit in der Brandblase, ohne den Organismus im geringsten zu belasten, immunstimulierende Substanzen exakt testen. Und sie können Therapien Schritt für Schritt verfolgen, laufend darüber informiert, welche Gruppen des Immunsystems sich bei welchen Stoffen wie verändert haben.
Sicherlich wird man den Patienten in naher Zukunft keine Brandblasen am Unterarm zumuten. Doch es läßt sich wohl ein noch einfacherer Weg finden. Der Anfang ist gemacht. Es ist unglaublich, welche Fortschritte seit den ersten zaghaften Schritten Sandbergs erzielt werden konnten.

Immun-Therapie – die vierte Säule in der Krebsbehandlung

Selbstverständlich waren uns Ärzten in Obertal die Arbeiten Sandbergs nicht verborgen geblieben. Im Jahre 1975 schon fuhr ich für acht Tage nach Schweden, um Sandberg in Aneby zu besuchen und an Ort und Stelle nachzuprüfen, ob etwas dran ist an seiner neuen Heilmethode. Mir ist es nicht besser ergangen als so vielen anderen: Ich war erfüllt von Skepsis. Schließlich hatte ich miterlebt, wie viele »Sensationsmeldungen« bei näherem Hinsehen wie Seifenblasen zerplatzt, als Mißverständnisse oder als voreilige Äußerungen entlarvt worden waren, die einer eingehenden Prüfung nicht standhalten konnten. Das Schlimme daran waren die vielen falschen Hoffnungen, die geweckt wurden.
Ich besichtigte das Institut in Aneby, ließ mir zeigen,

wie der Thymus-Extrakt gewonnen wird, studierte Krankengeschichten und diskutierte nächtelang mit Sandberg. Natürlich sprach ich auch mit vielen Patienten, um etwas über deren Erfahrungen zu hören.

Meine Skepsis wich mehr und mehr. Ich konnte mich davon überzeugen: In Aneby wurde Bemerkenswertes geleistet: Sandberg hatte es geschafft, ein angeschlagenes Immunsystem neu zu formieren. Das mußte so etwas wie ein Durchbruch in der Heilkunst sein.

Als ich nach Obertal zurückkehrte, war ich erfüllt von dem starken und sicheren Gefühl, etwas ganz Wichtiges mitzubringen. Sandberg kam bald darauf zum Gegenbesuch in den Schwarzwald. Er blieb vier Wochen lang. Nach dieser Zeit stand für uns Ärzte am Schwarzwald-Sanatorium Obertal fest, daß die Immun-Therapie mit Thymus-Faktoren in der Tat die Möglichkeit bietet, das Immunsystem wieder zum gesunden und normalen Funktionieren zurückzuführen, um es einmal ganz einfach auszudrücken. Heute dürfen wir stolz darauf sein, diese Therapie erstmals in Deutschland zur klinischen Anwendung gebracht zu haben.

Inzwischen ist unendlich viel geschehen. Meine Kollegen und ich haben in den rund 15 Jahren weit über eine halbe Million Thymosand-Injektionen mit vielen überzeugenden Behandlungserfolgen verabreicht, ohne einen einzigen gravierenden Zwischenfall.

In dieser Zeit haben wir aus dem ursprünglichen Thymus-Gesamtextrakt von Sandberg (thx) ein immunaktives Präparat entwickelt, das unter der Bezeichnung Thymosand bekannt geworden ist. Seine Wirkstoffe sind der Substanzklasse der Biological Response Modifier (BRM) zuzurechnen, was gleichbedeutend mit Bio-

regulatoren ist. Für die klinische Anwendung stellen wir Thymosand in einem Speziallabor entsprechend den pharmazeutischen und arzneimittelrechtlichen Vorschriften nach einem besonderen proteintechnologischen Verfahren aus dem Kalbsthymus-Gesamtextrakt her. Dieses Produktionsverfahren gewährleistet die Reinheit des Präparates, das keine Zusätze für eine Haltbarmachung enthält.
Durch die Standardisierung verfügen wir über ein gereinigtes und naturidentisches Immunpharmakon, das der Regulation des Immunsystems dient. Wegen der unterschiedlichen Herstellungsverfahren kann Thymosand mit anderen sogenannten Thymuspräparaten in Qualität, Wirksamkeit, Sicherheit und Unbedenklichkeit nicht verglichen werden.
Nicht nur, weil die von mir veranlaßte Grundlagenforschung die klinischen Ergebnisse bestätigt hat, sondern auch aus eigener Erfahrung weiß ich, daß Thymosand alle Anforderungen an einen höchst wirksamen Immunmodulator erfüllt. Ich selbst lasse mich konsequent spätestens alle sechs Monate mit Thymosand behandeln.
Als ehemaliger ärztlicher Direktor und heutiges Mitglied des wissenschaftlichen Beirats am Schwarzwald-Sanatorium Obertal halte ich engen Informationsaustausch mit namhaften Immunologen auf der ganzen Welt. Für einen Gedankenaustausch zwischen Wissenschaftlern und Ärzten hatte ich erstmals 1988 das Experten-Forum »Immun-Training« ins Leben gerufen. Denn allein die Umsetzung von der Theorie in die Praxis ist für den Patienten ausschlaggebend. Er fragt nicht nach Forschungsergebnissen, sondern er will vom therapeu-

tischen Nutzen profitieren. Deshalb treffen auch 1990 auf meine Initiative wieder Wissenschaftler und Ärzte aus den USA, der Sowjetunion, England, Frankreich und Deutschland zu einem Symposium zusammen, um den Dialog fortzusetzen.

Mit Thymosand behandeln wir nicht nur Allergien, chronische Bronchitis, Infektanfälligkeit, Rheuma und viele andere Leiden, sondern wir setzen es auch innerhalb der vierten Säule in der Krebstherapie ein, wenn zuvor auf konventionellem Wege durch Operation, Bestrahlung und Chemotherapie eine erfolgreiche Entfernung der Tumormasse stattgefunden hat. Da aber alle drei Behandlungsmaßnahmen das Immunsystem schädigen und zerstören, ist das wichtigste Element der vierten Säule in der Krebstherapie die Immunmodulation, damit es nicht zur Ausbildung von Kleinstmetastasen oder banalen Infekten kommt.

Das Beispiel der kleinen Anke aus Hamburg zeigt, wie das gemeint ist. Ich führe gerade diesen Fall an, weil er so lange zurückliegt, daß man nun wahrhaftig nicht mehr von einem vorübergehenden Aufflackern sprechen kann, wie das bei Krebs so oft beobachtet wird:

Als Anke, gerade neun Jahre alt, am 16. Juni 1976 mit heftigen Bauchschmerzen nach Hause kam, vermutete der eiligst herbeigerufene Arzt zuerst eine Blinddarmentzündung. Die Röntgenaufnahme zeigte dann allerdings einen Schatten am rechten Eierstock. Die Ärzte entfernten einen kindskopfgroßen Tumor. Der histologische Befund ergab Krebs: Adeno-Karzinom. Leider war auch bereits der junge Körper voller Metastasen. In den Leisten konnte man die Tochtergeschwulste schon ertasten. Das Urteil der Professoren an der Hamburger

Universitätsklinik lautete: aussichtslos! Anke wurde mit Zytostatika behandelt, doch der Mutter teilte man unmißverständlich mit: »Wir können für Ihr Kind nichts mehr tun. Machen Sie dem Kind noch eine schöne Zeit!« Eine deprimierende Prognose!
Anke magerte ab, verlor als Folge der Chemotherapie sämtliche Haare. Sie wollte nicht mehr essen, nicht mehr spielen und hatte auch sonst jede Freude am Leben verloren. Aus dem übermütigen Mädchen war ein trauriges Bündel geworden. Das Ende schien absehbar und unentrinnbar.
In dieser verzweifelten Situation hörte Ankes Mutter von der »Wundermedizin« Thymus-Therapie. Sie ließ nicht locker, bis ich mich bereit erklärte, einen Versuch zu wagen. In den ersten 14 Tagen tat sich so gut wie nichts. Der Zustand Ankes blieb unverändert schlecht. Ich erhöhte die Thymosand-Dosis. Anke bekam insgesamt zweimal 20 Spritzen.
Etwa einen Monat nach Beginn der Therapie zeigte sich plötzlich doch eine deutliche Besserung. Das Blutbild des Kindes normalisierte sich. Die Metastasen verschwanden. Die Haare wuchsen wieder. Anke begann mit großem Appetit zu essen. Sie wuchs und fand zu ihrer ursprünglichen Fröhlichkeit zurück. Und so blieb es. Zwei Jahre nach der Behandlung war die bösartige Krankheit nicht zurückgekehrt. Der Arzt, der Anke operiert und sie anschließend nach Hause geschickt hatte, weil er der Meinung war, einen hoffnungslosen Fall vor sich zu haben, konnte bei einer Nachuntersuchung keine Spur von Krebs mehr finden.
Anke ist inzwischen 23 Jahre alt, eine hübsche, lebensfrohe junge Frau. Zum letztenmal war sie zu einer Kon-

trolle am 28. Februar 1987 bei mir. Ich konnte erneut feststellen: Sie ist vollkommen gesund.

Damit will ich nun wirklich nicht sagen, Thymosand wäre das Krebsheilmittel schlechthin. So einfach ist die Heilkunst nicht. Auch würde ich allem, was ich bisher darzustellen versuchte, gründlich widersprechen. Wer statt einer notwendigen Operation versuchen wollte, sein Krebsleiden mit Thymosand zu heilen, hätte mich gründlich mißverstanden. Was ich demonstrieren wollte ist das: Krebsleiden haben mit einem geschwächten Immunsystem zu tun. Deshalb kann es keine bessere Möglichkeit der Krebsvorsorge geben als ein gezieltes Immun-Training.

In diesem Sinne werden immunaufbauende Maßnahmen heute nahezu allgemein in der Onkologie als vierte Säule in der Krebstherapie – nach der Operation, der Chemotherapie, der Bestrahlung – anerkannt, und Thymosand ist zweifellos ein ganz wichtiges, tragendes Element dieser vierten Säule.

Die Immun-Therapie als vorbeugende, begleitende und nachsorgende Maßnahme ist heute im Kampf gegen Krebs so gut wie unverzichtbar. Alle, die besonders krebsgefährdet sind, weil ihr Immunsystem nicht mehr fehlerfrei seine Aufgaben erfüllen kann, sollten zunächst an eine Immun-Therapie denken, etwa an eine Thymosand-Therapie.

Dazu gehören auch alle, die eine Krebsbehandlung hinter sich haben, etwa eine Operation oder eine Chemotherapie. Die eigentliche Gefährlichkeit der Krebsleiden besteht in aller Regel nicht im primären Tumor, sondern in der häufigen Rückkehr der Krankheit. Diese Rückkehr aber, davon müssen wir heute ausgehen, ist wohl meistens nicht ein erneutes Aufflammen der ursprünglichen Krankheit, die nicht völlig beseitigt werden konnte, sondern ein neuer Krebs, der wiederum entstehen konnte, weil frei zirkulierende Krebszellen vom Immunsystem nicht vernichtet wurden. Deshalb muß nach jeder zytostatischen Behandlung, die das Immunsystem schwächt und nahezu zerstört, zuerst dafür Sorge getragen werden, daß das Immunsystem wieder aufgebaut wird.

Die »Immune-Surveillance-Line« muß wieder aufgebaut werden

Die Erfahrungen bei Organtransplantationen haben es uns sehr deutlich vor Augen geführt: Ein gesundes Immunsystem erkennt das fremde Gewebe sofort und macht sich daran, es zu vernichten. Da es fast unmöglich ist, einen Spender zu finden, dessen Organ nicht als »fremd« erkannt würde, muß das Immunsystem des Empfängers in aller Regel gewaltsam supprimiert werden, um damit die Abstoßung zu vermeiden. Durch diese Suppression steigt das Krebsrisiko um das 70fache an. Außerdem wird der Patient sehr anfällig für Infektionen und sie nehmen lebensbedrohende Formen an.
Wie mehrfach wiederholt, wird auch bei Krebstherapien das Immunsystem unterdrückt. Das scheint deshalb dringend geboten, weil auch bei der vorsichtigsten, schonendsten Operation viele Millionen Krebszellen ins Blut gelangen. Sie versuchen sofort, sich irgendwo festzusetzen, um dort zu einem Tumor heranzuwachsen. Weil die Abwehrzellen in ihrer geschwächten Position nicht zupacken können, ist die Gefahr einer

Rückkehr der Krankheit sehr groß. Um das zu verhindern, gehört es heute zu jeder Krebsbehandlung, daß nach der Operation der Körper bestrahlt oder mit Zytostatika »nachbehandelt« wird. Damit bewirkt man zugleich eine neue, zusätzliche Schwächung und Schädigung des Immunsystems.

Hier ist die Thymosand-Therapie, ergänzt durch eine Enzym-Therapie als vierte Säule der Krebstherapie gefordert: Speziell die Krebsnachsorge darf nicht länger in der Zerstörung des Immunsystems bestehen, sondern sie muß darauf ausgerichtet werden, das Abwehrsystem so früh wie möglich wieder so zu stärken und zu regulieren, daß der Körper wieder mit Krebszellen von sich aus fertig werden kann. Keine andere Heilmethode vermag das so rasch und so durchgreifend wie die Thymosand-Therapie. Das habe ich tausendfach erfahren.

Das heißt aber: Nützen Sie nach der üblichen Krebsbehandlung den ersten sich bietenden Augenblick, und unterziehen Sie sich einer Immun-Therapie. Damit erhöhen Sie die Chancen, daß der Krebs nicht zurückkehrt. Das unterdrückte Immunsystem kann die »Immune-Surveillance-Line« wieder aufbauen – so nennen US-Wissenschaftler den intakten Immunschutz gegenüber Krebs – und Sie so vor dem Rückfall schützen – und vor vielen möglichen Infektionen, die in dieser Situation besonders bedrohlich sein können. Auf Thymosand, Vitamine und Enzyme zur Stimulierung des Immunsystems sollte keine Krebsnachbehandlung heute mehr verzichten.

Beim typischen Alterskrebs, der nur sehr langsam wächst und keine sofortige Operation, Hormon- oder Zytostatikumbehandlung notwendig macht, wäre es sogar ratsam, schon vor einer massiven Behandlung eine Thymosand-Therapie durchzuführen. Damit könnte man zumindest erreichen, daß dann, wenn der Eingriff doch noch nötig wird, das Immunsystem intakt ist und die Überschwemmung des Organismus mit Krebszellen verkraften kann. Oft genug haben wir allerdings auch erlebt, daß dank der Therapie eine Operation überhaupt überflüssig geworden ist. Hierzu nur eines von vielen Beispielen:

Zu uns nach Obertal war das Ehepaar B. aus Karlsruhe gekommen. Frau Luise B., 60 Jahre alt, als Patientin mit einer Arthrose, ihr Mann, Otto B., 77, als Begleiter und »Feriengast«. Er wollte, wie er uns sagte, gemeinsam mit seiner Frau die herrliche Gegend und das gesunde Klima genießen. Einer meiner Kollegen begegnete ihm eines Tages ganz zufällig in der Empfangshalle. Unser »Feriengast« ging gebückt und unsicher, sein Gesicht war grau und erkennbar vom Leid gezeichnet. Dem kundigen Arzt wurde sofort klar: Dieser Mann ist krank! Deshalb sagte er bei der nächsten Behandlung zu Frau B.: »Schicken Sie mir doch gelegentlich Ihren Mann vorbei. Ich fürchte, er braucht unsere Hilfe noch nötiger als Sie!«

Da brach Frau B. in Tränen aus. »Sie haben recht, Herr Doktor. Aber meinem Mann kann keiner mehr helfen. Er hat ein Prostatakarzinom. Wir haben es ihm bisher verschwiegen. Der Professor in Heidelberg lehnt eine Operation ab, weil die Geschwulst schon zu groß ist. Auch würde Ottos Herz das nicht mehr verkraften. Wir sind ja gerade deshalb hier, um uns noch ein paar schöne Tage zu machen. Doch für Otto sind sie leider gar nicht schön. Er leidet entsetzlich.«

Mein Kollege gab nicht nach. »Schicken Sie mir Ihren Mann trotzdem. Wir können ihm zumindest seine Schmerzen lindern.«

Otto B. kam dann tatsächlich zu mir. Die Untersuchung bestätigte die Angabe seiner Frau: Prostatakrebs. Mein Patient war völlig abgemagert, sein Gesundheitszustand sehr schlecht.

Um es kurz zu machen: Herr Otto B. unterzog sich einer Thymosand-Therapie und hatte nach sechs Wochen bereits sieben Pfund zugenommen. Vital und frisch besuchte er uns zu einer Kontrolluntersuchung. Der Tumor war tatsächlich kleiner geworden. Inzwischen hielt der Heidelberger Professor die Operation für überflüssig, weil der Tumor von der Größe her keinerlei Problem darstellte. Der Urologe stand vor einem Rätsel: »Jetzt verstehe ich überhaupt nichts mehr«, gestand er seinen Mitarbeitern. »Erst konnte ich nicht mehr operieren, weil der Tumor zu groß und der Gesundheitszustand des Patienten zu schlecht war. Jetzt ist die Operation unangebracht, weil sich das Karzinom in einem Zustand befindet, der einen Eingriff noch nicht nötig erscheinen läßt. Was ist inzwischen geschehen?«

Solche Therapieerfolge sind keineswegs die ganz große oder seltene Ausnahme. Und sie zeigen, daß auch das Immunsystem eines älteren Menschen ganz offensichtlich noch lernfähig ist. Es geht einfach nicht nur darum, ein starkes Immunsystem zu besitzen. Noch entscheidender ist, daß es richtig und bestimmungsgemäß handelt – und zwar in jeder Situation.

Lassen Sie mich das an einem weiteren Beispiel erklären, das die Zusammenhänge besonders deutlich macht:

Leukämiekranke Kinder können heute mit den herkömmlichen Methoden (Zytostatika, Bestrahlungen) zu 60 bis 70 Prozent geheilt werden. In fast einem Drittel aller Fälle aber kehrt die bösartige Krankheit zurück. Dann hilft meistens nur noch eine Knochenmarktransplantation – vorausgesetzt, man findet einen geeigneten Spender, dessen Knochenmark mit dem des Patienten so identisch ist, daß es vom Immunsystem nicht abgestoßen wird. In den meisten Fällen eignet sich als Transplantat nicht einmal das Knochenmark der Eltern oder Geschwister.
Um dieses Problem zu lösen, haben sich Kinderärzte in München einen genialen Weg einfallen lassen: Nach der ersten Remission, also zum Zeitpunkt, in dem das Kind nach der ersten Behandlung geheilt erschien, entnahmen sie dem Kind aus dem Becken eigenes Knochenmark. Das wurde mit Kaninchenserum von möglicherweise noch vorhandenen Leukämiezellen gereinigt und dann für den Notfall tiefgefroren aufbewahrt. Erlitt das Kind nun nach einiger Zeit den befürchteten Rückfall, wurde es mit so hohen Dosen bestrahlt, daß es wenige Stunden später hätte sterben müssen, wäre ihm nicht das eigene, früher entnommene Rückenmark zurückgegeben worden. Denn das gesamte Knochenmark wurde bei der Bestrahlung völlig zerstört. Das funktionierte tatsächlich wie erwartet. Das Knochenmark ist nämlich so regenerationsfähig, daß aus relativ kleinen Mengen in kürzester Zeit ein voll funktionsfähiges blutzellenbildendes »Organ« heranwächst. Tatsächlich konnten die Ärzte beobachten, daß sich das Blutbild rasch normalisierte. Es gab bald ausreichend Abwehrzellen. Und diese teilten sich auch. Alles schien völlig gesund zu sein.

Doch dann kam die große Enttäuschung: Die Kinder starben fast ausnahmslos an Infektionen, die normalerweise hätten harmlos sein müssen.
Warum? Weil die neuen Blutzellen nicht in der Lage waren, ein funktionsfähiges Immunsystem aufzubauen. Sie hatten nicht gelernt, Freund von Feind und gesund von krank zu unterscheiden. Bei der radikalen Bestrahlung wurden nicht nur alle Lymphozyten zerstört, die dieses »Wissen« noch besaßen, sondern zugleich auch die Thymusdrüse. Sie gehört nämlich zu den Drüsen, die bei Bestrahlungen besonders stark geschädigt werden. Obwohl die kleinen Patienten also gesund erschienen, waren sie es nicht. Sie besaßen ausreichend Abwehrzellen, aber kein funktionierendes Immunsystem.
An der Medizinischen Hochschule Middlesex in London hat der Immunexperte Professor Ivan Roitt genau dasselbe im Tierversuch beobachtet: Er setzte ausgewachsene Mäuse starken Röntgenstrahlen aus. Er stellte fest, daß deren Lymphozyten dadurch die Fähigkeit verloren, sich zu teilen. Das Immunsystem der Tiere brach völlig zusammen. Nun injizierte er den Mäusen frische junge Knochenmarkzellen. Tatsächlich schienen sie sich zu erholen. Die Zahl der Lymphozyten war bald wieder normal. Nur blieben auch in diesem Fall diese Abwehrzellen »uninformiert«. Sie begannen, die eigenen roten Blutkörperchen anzugreifen.
Doch nun kommt das Erfreuliche an diesem Experiment: Professor Roitt konnte die verlorengegangene »Schulung« nachholen. Er gab den immungeschwächten Tieren einen Thymus-Extrakt. Und nun funktionierte deren Immunsystem wieder. Der Wissenschaftler konnte sogar beweisen: »Selbst die Defekte, die durch

die Entfernung der Thymusdrüse bei neugeborenen Versuchstieren hervorgerufen werden, lassen sich durch lösliche Thymus-Extrakte rückgängig machen.«

Das ist eine so wichtige und bahnbrechende Erkenntnis, daß sie selbst viele Mediziner immer noch nicht so recht wahrhaben wollen. Doch im Grunde ist es beim Immunsystem nicht viel anders als beim Zuckerstoffwechsel: Wenn die Bauchspeicheldrüse kein Insulin zu liefern vermag, weil die Inselzellen von Anfang an funktionsunfähig sind, weil sie durch eine Infektion zerstört wurden oder weil sie durch pausenlose Überforderung mit zunehmendem Alter erschöpft wurden, dann kann man das fehlende Hormon, das Insulin, dem Körper durch Injektion zusetzen. Und dann funktioniert der Zuckerstoffwechsel wieder. Der Unterschied zwischen Inselzellen und Thymusdrüse liegt nur darin, daß das Zentralorgan des Immunsystems nicht etwa nur ein einziges Hormon zur Verfügung stellt, sondern eine bisher noch nicht einmal völlig geklärte Vielzahl von Thymosinen, Peptiden und Enzymen. Aller Wahrscheinlichkeit nach aber braucht ein Faktor den anderen, und die einzelnen Faktoren verstärken sich in ihrer Wirksamkeit.

Wann also ist eine Thymosand-Therapie angezeigt? In erster Linie in den drei schwierigen Momenten:

- In der Immuno-Pause um das 40. Lebensjahr, um die Widerstandskraft gegen Krankheiten zu erhalten.
- Wenn das Immunsystem bereits versagt hat, etwa bei chronischen Leiden.
- Wenn das Immunsystem künstlich »geknebelt« wurde, beispielsweise nach einer Chemotherapie bei Krebs oder auch nach Antibiotika-Behandlungen.

Allerdings muß man sich über eines völlig im klaren

sein: Bei Diabetes genügt es nicht, sich einmal Insulin zu spritzen, um dann wieder für alle Zeit einen geregelten Zuckerstoffwechsel zu besitzen. Man muß sich bei fortgeschrittenem Ausfall des Insulins täglich spritzen. Bei der Immun-Therapie mit Thymus-Faktoren ist es ähnlich: Es kann nicht ausreichen, einmal für 14 Tage ins Sanatorium zu gehen, sich dort ein paar Thymosand-Injektionen geben zu lassen, um fortan für den Rest des Lebens über ein intaktes Immunsystem zu verfügen. Bei einer vorbeugenden Therapie, sehr frühzeitig durchgeführt, mag das im einen oder anderen Fall zwar ausreichen. Speziell bei bereits chronisch gewordenen Leiden reicht eine einmalige Behandlung nur für eine gewisse Zeit aus. Dann muß sie wiederholt werden.

Bei uns in Obertal hat sich deshalb aufgrund jahrzehntelanger Erfahrung folgendes Therapieschema als besonders wirksam herausgestellt: Wir geben in der ersten Behandlung in der Regel 15 bis 20 intramuskuläre Injektionen in angepaßter Dosis von ein bis fünf Milliliter. Der Patient bekommt also täglich eine Spritze, deren Dosierung von seinem Körpergewicht und seinem Gesundheitszustand abhängt. Nach sechs Monaten sollten weitere fünf bis zehn Injektionen verabreicht werden. Und diese »Auffrischung« empfiehlt sich weiterhin in halbjährlichem Intervall dann mindestens mit zehn Thymosand-Injektionen.

6

Immun-Therapien mit anderen natürlichen Mitteln und Methoden

Neben der Thymosand-Therapie gibt es eine Reihe weiterer, natürlicher Therapien, die einzeln oder in Kombination mit anderen zur Festigung und Modulation des Immunsystems beitragen können. Sie alle besitzen ebenfalls den Vorteil, daß sie nicht aggressiv gegen einen ausgemachten »Feind« gerichtet sind und im Körper keinen Schaden anrichten, sondern nur die eigenen Körperkräfte unterstützen, damit sie wieder unbehindert ihre Arbeit verrichten können. Da ich sie alle in meinen früheren Büchern ausführlich beschrieben habe, kann ich mich hier auf das Wichtigste beschränken.

Heilfasten – der Weg zur neuen Jugend

Das Heilfasten unter Kontrolle des erfahrenen Arztes bietet den Abwehr-, Aufräum- und Heilkräften des Körpers die geradezu einmalige Chance, ohne Belastung durch Verdauungsarbeiten im Organismus wieder Ordnung zu schaffen und auszuräumen, was in den zurückliegenden Zeiten ständiger Überforderungen liegenblieb. Wir Fastenärzte sprechen deshalb mit Recht von der »Operation ohne Skalpell«. Unser Körper kann selbstverständlich nicht ohne Nahrung auskommen – auch nicht über wenige Tage. Mit dem Fasten wird er gezwungen, sich an »Vorräte«, Ablagerungen, »Schutthalden« im Körper zu halten, sie regelrecht zu verzehren. Dabei wird nicht nur abgetragen, was sich oberflächlich angesammelt hat, sondern die Stoffe, die tief in das Gewebe hineingewachsen sind, werden sorgsam herausgelöst, so daß während des Fastens nicht nur Engpässe in den Blutgefäßen beseitigt werden, sondern die Gefäße selbst wieder mehr Elastizität zurückgewinnen. Das bedeutet in der Tat biologische Verjüngung. Denn bekanntlich ist der Mensch so alt wie seine Gefäße!

Den Eiweißbedarf deckt der Körper nicht zuletzt durch den Abbau von Eiterherden, in Zeiten der Bedrängnis errichteter »Barrikaden« – und nicht zuletzt der Immunkomplexe. Auf diese Weise findet eine echte Säuberung statt. Denn zuerst verbraucht der Körper das, was schädlich ist, dann das, was er als überflüssig erachtet.

Das Erstaunliche bei diesem Prozeß ist die Tatsache, daß die Fastenden ab dem dritten Fastentag kein Hungergefühl mehr verspüren. Sie sind sogar imstande – und das ist erwünscht –, erstaunliche körperliche Leistungen zu vollbringen. Wanderungen von fünf oder zehn Kilometern sind an der Tagesordnung. Manche legen sogar erheblich größere Wegstrecken zurück. Die Fastenden selbst sind dabei keineswegs mißmutig, sie leiden nicht, sondern sie fühlen sich regelrecht befreit – auch geistig ungewöhnlich frei. Bei uns in Obertal ist schon manches Buch geschrieben und manches Lied komponiert worden. Nicht das Fasten ist anstrengend, sondern eher das »Fastenbrechen«, die Wiederaufnahme der Ernährung.

In den letzten Jahren ist in der Laienpresse mancher Unsinn über das Fasten veröffentlicht worden. Ich brauche hier nicht näher darauf einzugehen. Unter meiner ärztlichen Betreuung sind über 50000 Heilfasten-Therapien durchgeführt worden – und es kam nicht in einem einzigen Fall zu einer Komplikation. Dieses Heilfasten dient allerdings nicht in erster Linie der Gewichtsreduzierung. Sie ist ein willkommener Nebeneffekt. Beim Heilfasten geht es um die Wiederherstellung der Gesundheit – um die Regeneration des Immunsystems in einem Augenblick enormer Befreiung. Deshalb dürfen und sollen auch jene fasten, die kein Übergewicht haben. Selbst ältere Menschen, die noch rüstig sind, dürfen diese Therapie anwenden. Nicht angezeigt ist diese Therapie nur bei schweren fiebrigen Erkrankungen, vor allem bei der Tuberkulose, bei ausgeprägtem Krebsleiden, das bereits zur körperlichen Entkräftigung geführt hat, und bei starker Überfunktion der Schilddrüse. Hilfreich dagegen ist es immer bei Allergien, Arteriosklerose, bei allen Stoffwechselstörungen, Kreislauferkrankungen, Hautleiden in Verbindung mit Übergewicht, erhöhten Blutfetten und Blutzucker, bei Migräne, Verdauungsstörungen und vegetativen Störungen, wie etwa der vegetativen Dystonie.
Nur am Rande möchte ich auf die Auswirkungen der seelischen Einstellung auch in diesem Fall hinweisen: Wer hungert, weil er nichts Eßbares auftreiben kann, der wird von Tag zu Tag hinfälliger, matter, kranker. Er beginnt mehr und mehr zu leiden. Das Hungergefühl wird schmerzhaft und nimmt solche Ausmaße an, daß der Hungernde nur noch an eines denken kann: essen! Schließlich verfällt er in einen Dämmerzustand und

stirbt nach spätestens 45 Tagen völlig entkräftet. Den Rekord beim Fasten hält ein Schotte. Er lebte 270 Tage lang nur von Wasser und Vitaminen. Und das ohne jegliche gesundheitliche Störung oder große Schwäche.
Wie andere Therapien, so kann auch das Heilfasten mit anderen Maßnahmen, etwa mit einer Thymosand-Therapie, kombiniert werden.

Serum-Therapie – die unproblematische Organ-»Schutzimpfung«

Möglicherweise findet der Präventivmediziner in einem Fall auch eine Serum-Therapie sinnvoll. Sie ist eine Reiztherapie, die gezielt bei überforderten, erschöpften, inaktiv gewordenen Organfunktionen eingesetzt werden kann. Auch sie »weckt« die Reaktionsfähigkeit des Immunsystems, rüttelt es aus seiner Lethargie hoch. Man könnte in diesem Fall auch von einer Provokationstherapie sprechen.
Der »Trick«, der dabei angewendet wird: Man injiziert ein Serum, das Antikörper gegen ein menschliches Organ oder auch gegen mehrere Organe enthält. Das derart angegriffene Zielorgan muß alle spezifischen, zellgebundenen Abwehrkräfte mobilisieren, um diesen Angriff zu bewältigen. Dieses »Aufbäumen« revitalisiert naturgemäß die gesamte Zelltätigkeit. So lassen sich mit der Serum-Therapie auf einfachste Weise Funktionsstörungen, Ermüdungserscheinungen und selbst Schädigungen an Organen beheben. Damit kein Mißverständnis entsteht, muß ich wieder deutlicher formulieren: Man provoziert das Organ, bis es »aufwacht« und sich selbst hilft.

Solche Organ-Antikörper-Seren werden seit nunmehr über drei Jahrzehnten gegen vorzeitiges Altern, gegen Abnutzungserscheinungen und zur Beschleunigung von Heilprozessen eingesetzt. Die ersten Experimente mit der Serum-Therapie reichen sogar in die 20er Jahre zurück. Heute steht uns ein Serum zur Aktivierung des Bindegewebes zur Verfügung. Daneben gibt es 13 spezifische Organseren und zwei Kombinationsseren für mehrere Organe zugleich. Die stark verdünnten Injektionen braucht man nicht etwa in das Zielorgan direkt zu geben. Die Antikörper steuern es, das ist mehrfach einwandfrei nachgewiesen, auf direktestem Weg an. In der Regel gibt man die Spritzen deshalb in die organkorrespondierenden Segmente der Rückenhaut, also in die sogenannten Headschen Zonen.

Diese Serum-Therapie hat sich vor allem als prophylaktische Maßnahme bewährt. Man wendet sie an, wenn ein Patient noch gar kein Patient ist, sondern sich müde, erschöpft, ausgelaugt fühlt und sich nun aufgerafft hat, etwas zu unternehmen, um kein Patient zu werden.

Daneben erzielen wir aber auch immer wieder erstaunliche Erfolge selbst bei fortgeschrittenen chronischen Krankheiten, die bis dahin jeder anderen Therapie getrotzt hatten. Während des Heilfastens beispielsweise kann zur Unterstützung der Leber ein spezifisches, antikörperhaltiges Immunserum zur Anwendung kommen. Bei Arteriosklerose kann man ein Serum injizieren, das heilsam auf die Gefäßwände des Blutkreislaufs wirkt.

Die Serumpräparate sind standardisierte Fertigarzneimittel, die ständig überprüft werden und der Kontrolle des Paul-Ehrlich-Instituts unterliegen. Dieses Bundesamt für Seren und Impfstoffe ist eine Behörde des Bundesgesundheitsamtes. Die biologischen Präparate – um solche handelt es sich ja bei der Serum-Therapie – sind tatsächlich frei von jeglichen unliebsamen Nebenwirkungen. Eine Serum-Therapie dauert etwa drei Wochen. Die Injektionen sind nahezu schmerzfrei. Bettruhe ist nicht erforderlich.

Enzym-Therapie – der Nachschub an schärfsten »Waffen« für das Immunsystem

Alle biochemischen Prozesse in unserem Körper werden in der Anwesenheit von Enzymen geleistet. Ohne Enzyme gäbe es kein Leben – kann es auch kein perfekt funktionierendes Immunsystem geben. Enzyme sind komplexe Gebilde, zusammengesetzt aus einem Vitamin oder einem Spurenelement und einem Eiweißkörper. Sie tragen dazu bei, daß die Nahrung so lange zerlegt und verwandelt wird, bis sie, flüssig geworden, vom Blut aufgenommen werden kann. Das gilt für alle Eiweißstoffe, für die Kohlenhydrate und selbst für Fette. Enzyme regeln aber auch die Gerinnungsfähigkeit des Blutes, die Aufnahme des Sauerstoffs aus der Atemluft. Sie müssen immer und überall dabeisein, wo etwas biochemisch verändert werden muß. Dabei gehen sie vor wie ein geschickter Kuppler: Erst verbinden sie sich mit dem Stoff, der zu einem anderen finden soll, damit er für den künftigen Partner akzeptierbar wird. Sobald er dann »angebissen« hat, ziehen sie sich wieder zurück. Jedes der vielen hundert Enzyme, die wir bislang kennen – und man kennt sie erst einigermaßen gut seit den

20er Jahren –, ist spezialisiert auf einen ganz bestimmten Stoff. So gibt es beispielsweise fettspaltende, eiweißspaltende, kohlenhydratspaltende Enzyme.
Im Zusammenhang mit dem Immunsystem interessieren uns vor allem die eiweißspaltenden Enzyme. Man spricht von den proteolytischen Enzymen. Sie können nämlich Viren auflösen, solange sich diese nicht an Zellen festgesetzt haben. Ebenso wichtig ist aber, daß sie den Abwehrzellen helfen, tote Zellen, Immunkomplexe und Krebszellen aufzulösen. Nicht zuletzt erfüllen sie eine ganz wichtige Funktion bei der Enttarnung von Schadstoffen, Krankheitserregern und Krebszellen, die sich hinter Fibrinnetzen versteckt haben. Wenn sich nämlich ein Antigen oder eine Krebszelle an der Wand eines Blutgefäßes festgesetzt hat, beginnt ein Wettlauf mit der Zeit. Die entstehende Entzündung veranlaßt das Blut, die Wunde abzudecken, wie das auch geschieht, wenn ich mich in den Finger geschnitten habe. Es legt sich ein Fibrinnetz über den Fremdkörper oder die Krebszellen, wodurch die Abwehrzellen nicht mehr zupacken können. Sie erkennen das Fibrin als körpereigen und »wissen«, daß sie eigenes Gewebe nicht angreifen dürfen. Proteolytische Enzyme lösen die Fibrinschicht ab und öffnen das Versteck.
Ähnliche Hilfsfunktionen leisten diese Enzyme beim Abbau der schon mehrfach erwähnten Immunkomplexe, die für autoaggressive Erkrankungen verantwortlich gemacht werden.
Aus diesen Gründen gehört die Enzym-Therapie als begleitende Maßnahme zu einer vernünftigen Immun-Therapie. An sich stellt der gesunde Körper ausreichend Enzyme zur Verfügung. Unsere Bauchspeichel-

drüse produziert täglich bis zu fünf Liter Pankreassaft, der aus wertvollsten Enzymen besteht. Nun gibt es allerdings zwei Gründe, die ein Enzymdefizit herbeiführen können: Einerseits ist unsere Nahrung heute weitgehend enzymfrei – und enthält auch nicht mehr die »Bausteine«, aus denen der Körper Enzyme herstellen könnte. Es fehlen die ausreichenden Mengen an Vitaminen und an Spurenelementen. Die Enzyme selbst besitzen die Natureigenschaft, daß sie größtenteils schon bei Temperaturen von 50 Grad zerstört werden. Jede gekochte, pasteurisierte, sterilisierte, konservierte Speise ist deshalb so gut wie ohne Enzyme. Das ist die eine Seite, die uns auffordert, viel mehr »lebendige« Nahrung zu uns zu nehmen, vor allem die großen Mahlzeiten in regelmäßigen Abständen mit frischer Rohkost, mit ungekochtem Gemüse und Salaten zu beginnen. Besonders viele Enzyme sind in Ananas, Papaya – und, wer es mag, in rohem Fleisch. Ein gelegentliches »Tatarbeef« könnte gerade für ältere Menschen eine hilfreiche Enzymversorgung darstellen.
Der zweite Grund für das Versiegen der Enzymquellen in unserem Körper stellt die Immuno-Pause dar: Die Bauchspeicheldrüse, die von der Versorgung her im Stich gelassen, in Streß und Hetze und Tempo aber gleichzeitig ständig überfordert wird, kann früher oder später den benötigten Bedarf nicht mehr decken. Dann stellen sich nicht nur Verdauungsstörungen ein, von Blähungen bis hin zu Fett- und Eiweißstühlen – sondern das Immunsystem entbehrt seine wichtigsten Waffen. Ausführlich habe ich deshalb speziell die Enzym-Therapie in meinem Buch »Enzyme« beschrieben. Wir Ärzte im Schwarzwald Sanatorium setzen die Enzym-Thera-

pie besonders bei Arteriosklerose, in der Krebsnachbehandlung, bei Rheuma, bei Durchblutungsstörungen (offenen Beinen) – und zur allgemeinen Stärkung des Immunsystems in der Prophylaxe als adjuvante Therapie neben anderen Therapien ein. Man kann heute Enzymdragees oral einnehmen, man kann sie aber auch als Injektion oder als Klistier zur Anwendung bringen oder als Salbe auftragen. Oft konnten wir beobachten, daß andere Therapien bei einer gleichzeitig durchgeführten Enzym-Therapie deutlich wirksamer sind.

Die Sauerstoff-Mehrschritt-Therapie

Warum sind wir bei schönem Hochdruckwetter mit blauem Himmel und Sonnenschein eigentlich so deutlich weniger anfällig für Infektionen als bei Regenwetter und naßkalter Witterung? Dafür gibt es sicherlich einige Gründe. Den wichtigsten habe ich dargelegt: Es fehlt an der körperlichen Anpassungsfähigkeit an veränderte Temperaturen, Luftfeuchtigkeit und Nässe. Dazu kommt wohl die Tatsache, daß Krankheitserreger mit Regen- und Nebeltröpfchen direkter in den Körper gelangen. Ein dritter Grund ist die seelische Verstimmung, die sich leicht dem grauen Wetter anpaßt. Wer wäre bei schlechtem Wetter schon heiter und fröhlich aufgelegt, wie das bei Sonnenschein der Fall ist?

Daneben gibt es noch zwei wichtige Faktoren, die bisher allerdings noch wenig erforscht sind. Der eine ist die elektrische Aufladung der Luft: Bei schönem Wetter ist sie vorwiegend negativ geladen – und die negativen Ionen scheinen Krankheitserreger abzutöten. Bei

schlechtem Wetter überwiegt eine positive Luftaufladung. Sie bietet wahrscheinlich für die Krankheitserreger ein günstigeres Klima. Der zweite Faktor, der damit zusammenhängt, ist der Ozongehalt der Luft.
Ozon ist der dreiwertige Sauerstoff, der bei Sonnenstrahlung in hohen Luftschichten und bei Gewittern durch die elektrischen Entladungen gebildet wird. Ozon ist eigentlich ein Gift, das in starken Konzentrationen die Schleimhäute angreift und heftigen Hustenreiz auslöst. Dieser Sauerstoff ist so aggressiv, daß er sogar Silber oxydiert.
Mischt man dieses Ozon in kleinen Mengen nun dem Sauerstoff bei, erhält man ein sehr heilsames Gasgemisch, das im Blut Krankheitserreger abtötet und die Sauerstoffversorgung um ein Vielfaches verbessert.
Dieses Ozon-Sauerstoff-Gemisch kann man direkt und heute völlig gefahrlos ins Blut geben, mit Injektionen in den Gesäßmuskel oder etwa bei Durchblutungsstörungen direkt in die Beinarterie. Mit solchen Maßnahmen konnte schon manches »Raucherbein« gerettet werden.

Die Ozon-Eigenblut-Infusions-Therapie

Noch häufiger kommt heute die Ozon-Eigenblut-Infusion zur Anwendung – bei uns in Obertal ebenfalls als zusätzliche Maßnahme, falls sie der behandelnde Arzt für zweckmäßig hält. Dabei werden dem Patienten rund 200 Kubikzentimeter Blut entnommen. Dieses Blut wird mit dem Ozon-Sauerstoff-Gemisch angereichert und dem Patienten durch Infusion körperwarm in eine Vene zurückgegeben. Der ganze Vorgang dauert

15 Minuten. Nachweislich lassen sich mit dieser Therapie Fett- und Zuckerstoffwechselstörungen beheben und somit das Arteriosklerose-Risiko senken. Zugleich wird auch der Hirnstoffwechsel deutlich aktiviert – und der Immunstatus verbessert.

Autogenes Training – damit Immunsystem und Nervensystem zur Harmonie finden

Wenn auch alle diese natürlichen Heilmethoden tatsächlich nicht hoch genug eingeschätzt werden können und sehr oft überraschend schnell und gründlich helfen, so sind sie speziell dort, wo es um eine Stabilisierung oder gar Modulation des Immunsystems geht, stets in Frage gestellt, solange die Seele nicht mitspielt und die Therapie praktisch durch trübe Gedanken, durch unentwegte Sorgen oder ganz einfach durch mangelnde Freude blockiert wird. Unser vegetatives Nervensystem handelt völlig autonom. Doch anregende oder blockierende Signale, ich habe es dargelegt, kann es nicht einfach »ausschalten«. Es muß ihnen gehorchen. Deshalb hat der Arzt, der dem Immunsystem wieder ein gesundes Reagieren beibringen möchte, immer zugleich auch dafür zu sorgen, daß der Patient zu einer neuen, angstfreien, positiven Lebenseinstellung findet. Daß er lernt, sich innerlich zu beruhigen und Einflüsse von außen nicht in sich hineinzulassen.
Das erreicht man am leichtesten und am schnellsten mit einem autogenen Training. Diese Übungen verfolgen das Ziel, alles, was auf Geist und Seele einstürmt, »abzuschalten« und sich ganz auf das gesunde Funktionie-

ren des Körpers zu konzentrieren. Der Patient lernt, dem autonomen Nervensystem die richtigen Signale zukommen zu lassen. Und das ist keineswegs kompliziert: Man kann mit einfachsten Übungen dafür sorgen, daß die Atmung tief und ruhig wird, der Herzschlag sich automatisch dieser Ruhe anpaßt und viele Stoffwechselprozesse im Gefolge ebenfalls ihre hektische Gangart aufgeben. Die meisten Patienten beherrschen die »Technik« des autogenen Trainings schon nach wenigen Übungsstunden, wobei ich gerne zugebe, daß wir im Schwarzwald Sanatorium dank der herrlichen Lage unseres Hauses in ruhiger, gesunder Umgebung den unschätzbaren Vorteil einer an sich schon idealen Abschirmung nach außen besitzen.
Im Grunde ist eine spezielle Technik nicht nötig. Jeder kann es für sich zu Hause erlernen – und er braucht dazu keinerlei Gerät oder Medikament. Ganz wichtig wäre es vor allem in den Abendstunden, kurz vor dem Einschlafen, damit man völlig entspannt und mit heiteren Gedanken rasch einen tiefen Schlaf findet, und in kurzen Momenten während der Arbeit wenigstens andeutungsweise so zwischendurch.
Man setzt sich bequem hin, noch besser wäre es, man könnte sich kurz hinlegen, streckt sich einmal tüchtig, schließt die Augen und versucht, jeden Muskel einzeln aus seiner Verkrampfung und Verspannung zu lösen. Das tut man am besten, indem man alle Muskeln nacheinander aufruft und sie ganz bewußt löst: Die Hände werden locker, die Stirn entspannt sich, der Schultergürtel schüttelt sich frei, die Beine sind nicht mehr verkrampft übereinandergeschlagen, sondern liegen so, daß ich ihr Gewicht spüre. Und so weiter.

Im nächsten Schritt fordert man den Kreislauf auf, auch seine Verspannungen zu lockern, zuerst die rechte Hand, dann die linke Hand, den rechten Fuß, den linken Fuß gut zu durchbluten. Man spürt, wie die Hände nacheinander warm werden, dann die Füße, dann die Mitte des Körpers, etwa in der Gegend knapp über dem Magen. Allein schon die Erfahrung, wie wunderbar das funktioniert, wie man seinem Körper Anweisungen erteilen kann, ist ein erhebendes Erlebnis. Und es klappt meistens auch schon auf Anhieb, spätestens nach drei, vier ernsthaften Versuchen. Ganz wichtig bei dieser Übung, das spürt man in der großen Ruhe, die einen überkommt, ist die Tatsache, daß auch die Gehirnströme auf eine langsamere Wellenlänge umschalten. Man spricht von den Alpha-Wellen, die den befreiten Zustand charakterisieren: Viele Geistheiler versetzen heute sich selbst und ihre Patienten in den Alpha-Wellen-Zustand, weil sie der Meinung sind, daß nur in diesem Zustand Heilung stattfinden kann. Lassen Sie sich also Zeit. Hasten Sie nicht von einer Übung zur anderen, sondern warten Sie das »Feedback«, die Antwort des Körpers, ab. Erst wenn die rechte Hand wirklich warm geworden ist, gehen Sie weiter zur nächsten.

Nun ist man in einer Verfassung, die es erlaubt, direkten Kontakt mit jedem einzelnen Organ, ja sogar mit den Blutzellen aufzunehmen. Man muß sich lebhaft und möglichst deutlich vorstellen, wie diese winzigen Lebewesen, die jede Form annehmen können, durch den gesamten Körper streifen, vorbei an roten Blutkörperchen, an Blutplättchen, an Nahrungsstoffen, die im Blut gelöst sind. Nehmen Sie wahr, wie sie alles, was ihnen begegnet, abtasten und auf Gesundheit und Körperzugehörigkeit überprüfen; verfolgen Sie, wie das weiße Blutkörperchen den Blutkreislauf verläßt, um in der Lymphe von Zelle zu Zelle zu gleiten, um nachzusehen, ob alles in Ordnung ist; beobachten Sie, wie dieser unermüdliche Schützer Ihrer Gesundheit ein Virus, vielleicht ein rundes, stacheliges Ding, ausmacht, das sich gerade festsetzen möchte, es umschlingt und regelrecht auffrißt oder wie es eine Krebszelle entdeckt und ebenfalls verzehrt. Verfolgen Sie, wie sich die weißen Blutkörperchen teilen, um zahlenmäßig einem Angreifer gewachsen zu sein. Und nehmen Sie auch wahr, wie ein T-Lymphozyt einem B-Lymphozyten den Auftrag erteilt und wie dann winzige Gebilde (Antikörper) aus diesem herauspurzeln, die sich sofort an ein Antigen ankoppeln, um es so zu neutralisieren.

Solche plastischen Vorstellungen sind keine alberne Spielerei, sondern direkte Kontaktaufnahme mit Ihrem Immunsystem. Das Bild ist die Ursprache des Lebens. Schon der Vater des autogenen Trainings, der Berliner Professor J. H. Schultz, hat seinen Patienten eingeprägt: »Jede feste Vorstellung hat die Tendenz, sich zu verwirklichen.«

Doch gerade weil das so ist, müssen Sie nicht nur während des autogenen Trainings, sondern möglichst immer, jede negative Vorstellung strikt vermeiden. Formulieren Sie nichts negativ. Stellen Sie sich, wenn Sie an schmerzhaftem Gelenkrheuma leiden, nicht etwa vor, wie die Abwehrzellen ihr Gelenk zerstören, sondern malen Sie sich das Bild aus, wie Ordnungskräfte dem Zerstörungsprozeß Einhalt gebieten und wie das Gewebe sich regeneriert und ausheilt. Stellen Sie sich immer den Sieg Ihres Immunsystems vor, nie die Nie-

derlage. Gehen Sie mit Ihren Abwehrzellen in die Schule der Thymusdrüse und erleben Sie, wie sie dort ihr Wissen aufnehmen.
Wenn im Berufsleben schier unüberwindliche Schwierigkeiten auftauchen, so daß Sie spüren, wie die innere Unruhe jede Faser ihres Körpers ergreift, dann lehnen Sie sich für zwei, drei Minuten zurück. Schließen Sie die Augen, treten Sie in Kontakt mit Ihrem Nervensystem und suggerieren Sie ihm Ruhe und die Gewißheit: Es wird alles gut! Es wird sich alles klären!
Ich weiß, daß Manager in führender Position, die bei uns die so hilfreiche Möglichkeit des autogenen Trainings erlernten, keine Konferenz, keine wichtige Verhandlung, keine schwerwiegende Entscheidung treffen, ohne diese kleine Übung vorgenommen zu haben.
Ein amerikanischer Krebsarzt, tätig bei der US-Luftwaffe, ist wegen seiner spektakulären Erfolge bei Krebsbehandlungen berühmt geworden. Er hat seinen Patienten beigebracht, sich vorzustellen, die Abwehrzellen wären Kampfflugzeuge, die sich auf die feindlichen Festungen herabstürzen und eine nach der anderen vernichten. Ihre persönlichen Vorstellungen müssen nicht unbedingt so kriegerisch aussehen. Doch sie müssen geprägt sein von der Überzeugung: Die Leistungskraft unseres Immunsystems übersteigt alle unsere Vorstellungen. Sie ist noch viel wunderbarer, als wir es uns ausmalen können. Und es gibt nichts, rein gar nichts, was sie letztlich nicht bewältigen könnten.
Eine solche Gewißheit ist das Beste, was Sie Ihrer Gesundheit zukommen lassen können.

7

Mein persönliches Immun-Trainings-programm

Das eigentliche Problem beim Immun-Training ist weder mangelnder Wille noch allzu große Bequemlichkeit, sondern ein gewisser Schlendrian. Wir können nach meiner Erfahrung dem nur beikommen, wenn wir zusehen, daß uns gewisse Verhaltensregeln in Fleisch und Blut übergehen.
Deshalb haben wir uns entschlossen, diesem Buch ein Kontroll-Poster beizulegen, das Ihnen die Möglichkeit gibt, dieses in Fleisch-und-Blut-Übergehen systematisch herbeizuführen, und zwar so, daß Sie Ihre Erfolge sichtbar vor Augen haben.
Lassen Sie mich hier kurz erklären, wie dieses Spezial-Trainingsprogramm gedacht ist und worauf es hauptsächlich ankommt. Am einfachsten schildere ich Ihnen deshalb mein spezielles, persönliches Immun-Trainingsprogramm.

Das Immun-Training zwischen Morgen und Abend

Sie wissen es aus tausendfachen Erfahrungen: Ob ein Tag gut oder verfahren wird, das entscheidet sich sehr oft schon morgens beim Aufstehen. Vielleicht haben Sie auch schon beobachtet, daß ein Liegenbleiben am Mor-

gen vorübergehend angenehm sein kann, die Stimmung aber keineswegs hebt, sondern eher drückt. Weniger Schlaf, vor allem ein frühzeitiges Aufstehen, dagegen, verbessert die Laune. Deshalb behandelt man depressive Patienten heute unter anderem mit einer Schlafverkürzung. Es stimmt ja nicht, daß man an freien Tagen um zehn Uhr leichter aufsteht als sonst um sieben.
Das Problematische – und Gesundheitsschädliche – am hinausgezögerten Aufstehen ist das Dösen nach dem ersten Erwachen. Man fällt in einen leichten Schlaf zurück, der in Wirklichkeit kein Schlaf mehr ist und keinerlei Erholung mehr bringt. Der Organismus pendelt zwischen Schlaf und Wachzustand hin und her, was dann zur Folge hat, daß er auch nach dem Aufstehen und den ganzen Tag über nie so ganz richtig wach wird, weil er in dieser Zwischenzone haftenbleibt. Dazu kommt, daß sich nun Sorgen und Befürchtungen melden: Was wird mir dieser Tag bringen? Wie werde ich mein Pensum schaffen? Welche Zwischenfälle muß ich parieren? Mit all diesen Sorgen können Sie an dem, was kommen wird, nichts ändern. Also weg damit. Die erste Regel eines wirksamen Immun-Trainings lautet:
1. Stehen Sie nach dem ersten Erwachen auf, und schlafen Sie nicht noch einmal oder gar mehrere Male ein. Verlassen Sie das Bett so rechtzeitig, daß Sie in diesem wichtigen Augenblick nicht in Hetze oder unter Zeitdruck geraten. Streß am Morgen wäre deshalb so verhängnisvoll, weil er das Immunsystem gerade in dem Augenblick schwächen würde, in dem Sie in Wind und Wetter hinaustreten müssen, überall bei Berührungen mit Geländern, Türgriffen, im Gedränge der Straßenbahn verstärkt Krankheitserregern begegnen.

2. Sorgen Sie dafür, daß Ihr Kreislauf in Schwung kommt. Ich selbst stelle mich jeden Morgen nach dem Aufstehen zehn Minuten lang an das offene Fenster, lockere meine Glieder mit leichten gymnastischen Übungen – und atme mich frei. Ich weiß, ich habe es einfach hier in dieser gesunden Umgebung. Nicht überall kann man sich ebenso unbekümmert ans offene Fenster stellen. Doch überall finden sich Augenblicke, in denen die Luft sauber ist – etwa nach einem Regen, der alle Gase und Gifte weggewaschen hat, nach einem frischen Wind, nachdem es geschneit hat. Versuchen Sie das einmal: Tief einatmen, ganz ruhig, aber fest und drei, vier Sekunden lang. Halten Sie die Luft zwei, drei Sekunden lang an, und atmen Sie dann wieder sehr ruhig während vier, fünf Sekunden aus. Das ist nicht nur für Lungen und Bronchien gesund, sondern das Heben und Senken des Brustkorbs entlastet zugleich das Herz und bringt die Lymphe in Schwung, was dem Immunsystem zugute kommt.
Die gymnastischen Übungen sollen nicht in Kraftakten bestehen. Sie könnten – vor allem bei älteren Menschen – zu Gelenksabnutzungen, Muskelzerrungen oder Bänderverletzungen führen. Wichtig bei der Morgengymnastik ist die lockere, leichte Bewegung möglichst vieler Muskelpartien: Spielen Sie mit den Fingern und Zehen, lassen Sie die Unterschenkel in den Kniegelenken, die Beine in den Hüftgelenken pendeln und schwingen, ohne daß das Körpergewicht auf ihnen lastet. Schütteln Sie den Schultergürtel locker, und vergessen Sie nicht, die Rückenmuskeln durch Strecken und Beugen zu bewegen. Wichtig auch hier wieder: Ein bißchen Spaß sollte dabei sein. Machen Sie es doch zusammen mit

Ihrem Partner – ein heiteres Spielchen am Morgen, das dann den ganzen Tag überstrahlt.
Zum Aufwecken des Kreislaufs gehören schließlich das Trockenbürsten und die Wechseldusche. Bürsten Sie zuerst Ihre Haut – vor allem den Rücken, die Gegend rund um das Herz, eventuell Oberschenkel und Arme – wieder ganz nach Lust und Laune – dort, wo Sie den Eindruck haben, daß es guttun könnte. Bitte, keine Kraftanstrengungen, sondern locker und leicht!
Gehen Sie danach nicht zu forsch unter das kalte Wasser. Ihr Körper ist morgens keineswegs und schon gar nicht in allen Partien so warm, wie Sie vielleicht meinen. Erst muß er deshalb richtig erwärmt werden. Erwärmen Sie ihn drei, vier Minuten lang, bis die Haut überall – vor allem auch am Rücken – leicht gerötet und somit gut durchblutet ist. Verwenden Sie aber keine Seife oder andere Reinigungsmittel, sondern nur das Wasser, damit der Immun-Schutzfilm auf der Haut nicht weggewaschen wird.
Der warmen Dusche folgt die möglichst kalte. Beginnen Sie bei den Beinen und hören sie in der Herzgegend auf. Dieses »Abschrecken« soll nur Sekunden dauern. Wiederholen Sie das Ganze noch einmal: erst schön warm in aller Ruhe und mit Wohlbehagen genossen, dann kurz die Kälte. Rubbeln Sie sich hinterher nicht ab, sondern schütteln Sie das Wasser ab und schlüpfen Sie in die Kleider.
3. Frühstücken Sie anschließend in Ruhe. Setzen Sie sich dazu nieder. Diese Mahlzeit ist die wichtigste des ganzen Tages. Essen Sie ein kräftiges Müsli, möglichst Vollkornbrot und vielleicht auch ein Joghurt. Milchprodukte wirken besonders rasch und kräftig auf die Hirn-

zellen, so daß Sie besonders leistungsfähig werden. Auch frisches Obst ist wichtig, weil es den Körper auf natürliche Weise mit Zucker und Vitaminen versorgt. Vitaminkapseln (ein Multivitaminpräparat) empfehle ich für die Monate mit einem »R«, also von September bis April. Nehmen Sie die Vitamine und andere Nahrungsergänzungen am besten zum Frühstück ein – mit Ausnahme von Magnesium, das seiner beruhigenden, vielleicht sogar einschläfernden Wirkung wegen am zweckmäßigsten abends genommen wird.

4. Achten Sie auf das Wetter und lassen Sie sich durch die vom Kalender angezeigte Jahreszeit nicht täuschen. Das heißt vor allem: wettergerechte Kleidung! Übersehen Sie in kalten Jahreszeiten nicht, daß der Boden auch bei schönstem Wetter viel Kälte abstrahlen kann. Sie zieht dann rasch über die Beine in den Unterleib. Deshalb: festes Schuhwerk und warme Unterwäsche. Machen Sie sich zur Regel, zu Hause und im Büro grundsätzlich die Schuhe zu wechseln.

5. Der Vormittag ist die Zeit der größten Leistungsstärke. Versuchen Sie deshalb, Ihre Arbeit so einzuteilen, daß Sie die schwierigsten Dinge gleich morgens anpacken. Sie werden dann leichter damit fertig und geraten weniger unter Zeitdruck. Läßt sich Streß nicht vermeiden, dann müssen Sie ihn hinterher, vielleicht sogar einmal zwischendurch, sofort abbauen. Spurten Sie ein paar Treppen hinauf, bis Sie richtig außer Atem gekommen sind. Machen Sie es sich überhaupt zur Gewohnheit, den Fahrstuhl und die Rolltreppen möglichst zu meiden und statt dessen zu Fuß die Treppen hinauf- und hinunterzugehen. Sie dürfen ruhig einmal zwei Stufen auf einmal nehmen. Beim Heruntergehen haben Sie

eine gute Gelegenheit, zu hüpfen, den verspannten Körper freizuschütteln.

6. Gewöhnen Sie sich beim Mittagessen an, wenigstens gelegentlich nur die Hälfte zu verspeisen, und reichen Sie den Rest zurück. Machen Sie aber nicht den Fehler, nur das Fleisch zu verzehren und das Gemüse stehenzulassen. Lassen Sie wenigstens an einem Tag der Woche das Mittagessen ganz ausfallen und genießen Sie statt dessen frisches Gemüse, Obst, verschiedene Salate. Das ist besonders wichtig an Sommertagen, an denen der Körper vor allem die Vitamine, Enzyme, Mineralien, Spurenelemente braucht, die nur frisches Obst und Gemüse bieten können. Ernähren Sie sich an solchen Tagen aber nicht ausschließlich von Kopfsalat. Er enthält ein natürliches Beruhigungsmittel, das zu starker Ermüdung führen kann. Wenn es sich einrichten läßt, sollten Sie wenigstens an zwei Tagen der Woche als Vorspeise keine heiße Suppe, sondern statt dessen ein Frischgemüse oder einen Salat essen.

7. Nicht jeder vermag nach dem Mittagessen kurz zu schlafen. Doch jeder sollte sich einen kurzen Augenblick der Ruhe gönnen, in dem er kurz »abschaltet«. Wer sich sofort nach dem Essen wieder auf die Arbeit stürzt, bringt seinen Organismus in den Konflikt, das Denken oder die Verdauung wenigstens teilweise zu blockieren. Das Ergebnis ist, daß man trotz größter Anstrengung keine rechte Leistung zustande bringt. Deshalb sollte man sich zumindest kurz völlig entspannt zurücklehnen, kurz die Augen schließen und an etwas Erfreuliches denken. Vielleicht gelingt einem in diesem Augenblick auch ein einfaches autogenes Training. Jeder kann sich übrigens ohne großes Training darauf

»programmieren«, daß er genau zehn Minuten schläft und dann sofort wieder wach wird. Wenn man dann noch Gesicht und Hände unter das kalte Wasser hält, ist man wieder voll da und hat die wenigen Minuten der Pause rasch wieder eingeholt. Das alles ist deshalb so wichtig, weil unser Immunsystem nur in der Zeit der Entspannung sich voll entfalten und voll aktiv werden kann.

8. Wenn Sie am Nachmittag Erschöpfungskopfschmerzen bekommen oder sonstwie starke Ermüdungserscheinungen verspüren, dann greifen Sie nicht leichtfertig nach Tabletten, verzichten Sie auf das Rauchen und trinken Sie nicht übermäßig Kaffee, Tee oder Cola. Das Rauchen wäre nur eine zusätzliche Belastung und würde Sie noch stärker ermüden. Die kontrahierende Wirkung des Nikotins, die ursprünglich Menschen mit einem labilen oder zu niedrigen Blutdruck etwas Auftrieb gegeben hat, ist beim starken Raucher längst aufgehoben, weil der Körper sein »Gegenmittel« bereithält. Anregungsmittel darf man schon einmal zu sich nehmen – doch sie helfen auch nur, solange man noch einigermaßen in Form ist. Trinkt man starken Kaffee im Augenblick völliger Erschöpfung, dann wird dieser Zustand nach einem sehr kurzen Aufputschen noch verschlimmert. Der Körper hat bald keine Reserven mehr. Im schlimmsten Fall wird das Nervensystem zerrüttet. Besser wären auch in dieser Situation, muß man gelegentlich einmal die Müdigkeitsgrenzen überschreiten, einige Lockerungsübungen am offenen Fenster oder ein Armwechselbad im Waschbecken. Man krempelt die Ärmel hoch, läßt drei, vier Minuten lang schön warmes Wasser über Hände und Unterarm fließen und be-

endet das dann mit kaltem Wasser, das wiederum nur wenige Sekunden auf die Haut einwirken sollte.

9. Nach der Arbeit und dem möglichen Streß des Heimweges dürfen Sie sich nicht übergangslos mit häuslichem Streß konfrontieren lassen. Mag alles zu Hause »auf dem Kopf« stehen: Versuchen Sie erst einmal zu sich selbst zu finden, bevor der Partner mit seinen Problemen über Sie herfällt. Schalten Sie, wenn es geht, eine »Zwischenstunde« zwischen Beruf und Heim. Gehen Sie mit Ihren Kindern auf den nahegelegenen Spielplatz, bewegen Sie Ihren Partner zum Schwimmen, zu einem Tennisspiel oder zu einer kleinen Fahrradtour. Hinterher kann man die Probleme viel gelöster und vernünftiger angehen.

10. Das Abendessen muß leicht sein und darf nicht zu spät eingenommen werden. Unser Organismus ist nicht darauf eingerichtet, während der Nacht zu verdauen. Deshalb liegen die zu spät eingenommenen Speisen schwer im Magen, stören den Schlaf und behindern das Immunsystem in der Zeit seiner Hauptaktivität. Die Mahlzeit sollte deshalb möglichst leicht, vielleicht sogar etwas kärglich sein. Leider hat es sich bei uns wie in anderen hochzivilisierten Ländern eingebürgert, die Hauptmahlzeit als einzige große Mahlzeit in die Abendstunden zu verlegen, weil nur abends alle Familienmitglieder zu Hause sind. Das ist eine Entwicklung, die wir Ärzte mit Besorgnis verfolgen, denn diese Ernährung widerspricht dem biologischen Rhythmus. Versuchen Sie, wenn es anders schon nicht möglich ist, wenigstens nach 21 Uhr beziehungsweise zwei Stunden vor dem Schlafengehen nichts mehr zu essen, keine größeren Mengen mehr zu trinken und schwerverdauliche Spei-

sen zu meiden. Wenn Sie aber spät gegessen haben, dann legen Sie sich nicht schlafen, ohne noch eine Runde um den Häuserblock gedreht zu haben.

11. Der Tag sollte unbedingt ruhig und entspannt beendet werden. Bleiben Sie keinesfalls sitzen, bis das Fernsehgerät nach Beendigung des Programms zu flimmern beginnt. Denken Sie daran: Menschen, die spät zu Bett gehen und spät aufstehen, sind ängstliche und unbefriedigte Typen, die etwas, was zu Ende ist, noch festhalten wollen, in der Erwartung, es könnte sich vielleicht doch noch etwas ereignen. Der frühe Schlaf ist für das Immunsystem der wichtigste, weil sich in den ersten Schlafstunden die körperliche Erholung, der Wiederaufbau der Kräfte und die Immun-Hauptaktivitäten vollziehen. Geht man zu spät ins Bett, kann dieser Zeitraum deutlich verkürzt werden. Daß unsere Abendstunden außerdem angefüllt sind mit Aufregungen vor dem Fernsehgerät, womit unser Immunsystem stark belastet wird, habe ich schon dargelegt.

12. Bevor Sie sich schlafen legen, sollten Sie unser Kontroll-Poster zur Hand nehmen, um zu erfahren, ob Sie diesen Tag nicht nur gerade so über die Runden gebracht haben, sondern ob Sie Ihre Gesundheit schädigten oder sie festigen konnten. Das Ganze hat aber nur einen Sinn, wenn Sie absolut ehrlich zu sich selbst sind und nicht nur ein schlechtes Gewissen beruhigen möchten. Es ist überhaupt nicht schlimm, wenn Sie anfänglich kaum einen grünen Punkt kleben dürfen. Wenn Sie auf der Straße die Leute fragen würden, dürften die allerwenigsten eines der »Warnlämpchen« auslöschen. Entscheidend ist, daß Sie zunächst ein klares Bild über Ihre »Sünden« bekommen und genau wissen, wo Sie an-

setzen müssen. Es kommt dann nur darauf an, daß Ihr Kontroll-Poster von Woche zu Woche grüner wird und Ihnen »freie Fahrt« für die Gesundheit anzeigt. Betrachten Sie nicht nur das Gesamtbild des Posters und seine »Verfärbung«, sondern die Entwicklung in den zehn wichtigsten Punkten. Gerade dort, wo Sie die wenigsten »Ja« sagen konnten, sollten Sie ansetzen.

Und wenn Sie mich fragen, welches das wichtigste der zehn Gebote für ein gesundes Immunsystem darstellt, dann möchte ich drei Punkte herausheben, die Sie zu Beginn des Trainings nacheinander in Angriff nehmen sollten:

– Die tägliche Freude, die sich in einem herzhaften Lachen oder auch in stiller Besinnlichkeit äußern kann. Einmal von Herzen froh sein im Laufe eines Tages, das ist das absolute Minimum, das Sie zustande bringen müssen. Solange Sie das nicht schaffen, ist alles andere praktisch wertlos!

– Die tägliche Bewegung an frischer Luft, die Sie aus der Puste und zumindest etwas ins Schwitzen bringt. Nur wenn das Blut kräftig zirkuliert, erreichen die Immunkräfte auch den hintersten Winkel des Organismus.

– Die tägliche maßvolle, gesunde Ernährung. Denn nur wenn der Körper von unnötigem Ballast befreit wird, aber trotzdem alles bekommt, was er braucht, kann er gesund bleiben.

13. Fast ebenso wichtig wie das richtige Aufstehen ist das sorgenfreie, entspannte Zubettgehen. Verscheuchen Sie, wenn Sie nicht gleich einschlafen können, alle bedrückenden belastenden Gedanken und Sorgen über das, was der morgige Tag bringen könnte. Sie können an dem, was kommen wird, mit allen Grübeleien nicht das

geringste ändern. Denken Sie an etwas Schönes, Beglückendes, Heiteres. Rufen Sie Ihre körpereigenen »Drogen« ab, damit ein Glücksgefühl wach werden kann. Beherzigen Sie das Bibelwort: »Sorgt euch nicht um morgen, denn der morgige Tag wird für sich selber sorgen. Jeder Tag hat genug eigene Plage!« (Matthäus 6, 34)

Sehen Sie, daß Sie im Bett rasch warme Füße bekommen, sonst ist Ihr Schlaf gestört – und die schlechtdurchblutete Haut bildet einen günstigen Ansatzpunkt für Krankheitserreger. Schlafen Sie möglichst bei offenem Fenster – vorausgesetzt, Ihr Bett steht nicht genau darunter, so daß ständig kalte Luft auf Sie herabfällt. Meiden Sie vor allem ein überheiztes Schlafzimmer. Es kann Alpträume auslösen und die Atemwege austrocknen. Deshalb: Möglichst keine Heizung im Schlafzimmer!

Dazu noch ein paar Anmerkungen, die über den Tag hinausreichen:

14. Das Beste, was Sie Ihrem Immunsystem schenken können, ist ein fleischloser Tag und ein Fischtag in der Woche sowie ein Entlastungstag im Monat. An diesem Tag sollten Sie nichts anderes essen als frisches Obst, etwa drei, vier Äpfel, mehr schaffen Sie sowieso nicht, und nichts anderes trinken als Mineralwasser. Haben Sie sich erst einmal an einen solchen Tag gewöhnt, empfinden Sie ihn geradezu als Erholungstag, den Sie nicht mehr missen möchten. Er ist aber vor allem ein Entlastungstag für das Immunsystem. Von der Verdauungsarbeit und schwierigen Stoffwechselprozessen entlastet, kommt der Organismus dazu, aufzuräumen und alles, was in der Hetze liegenbleiben mußte, nachzuholen.

Legen Sie für diesen Entlastungstag einen fixen Tag im Monat fest, etwa den ersten Freitag im Monat. Mit jedem dieser Tage schenken Sie sich Monate der Gesundheit und des Wohlbefindens.

15. Versuchen Sie von den drei großen Mahlzeiten pro Tag wegzukommen und essen Sie statt der drei großen Portionen fünf kleine. Das verhindert den »Bärenhunger«, der so schnell zu übermäßiger Ernährung führt. Nach einer üppigen Mahlzeit sind die Makrophagen oft stundenlang allein damit beschäftigt, Fetttröpfchen zu transportieren. In dieser Zeit können Sie sich naturgemäß weder um Krebszellen noch um Krankheitserreger kümmern. Wenigstens ist das nicht in ausreichendem Maß möglich. Jede Mahlzeit muß deshalb gewissermaßen als vorübergehende Blockade des Immunsystems verstanden werden. Allein aus diesem Grunde müssen wir uns darum bemühen, die Ernährung so über den Tag zu verteilen, daß die kleineren Portionen auch das Immunsystem weniger blockieren. Daran muß man vor allem auch bei der Ernährung der Kinder denken.

Sorgen Sie außerdem für einen »Mengenausgleich«; wenn Sie einmal richtig schön und üppig gespeist haben – niemand möchte Sie davon abhalten, gerade am Speisen eine richtige Freude zu entfalten –, dann lassen Sie ohne schlechtes Gewissen und sorgenvollen Blick auf die Waage einfach am nächsten Tag eine Mahlzeit ausfallen. Schon ist Ihr »Gewichtskonto« wieder aus den roten Zahlen heraus.

16. Zum hilfreichen Immun-Training gehört aber auch eine Erziehung des Körpers zum regelmäßigen Stuhlgang zur festgesetzten Zeit. Das ist keineswegs schwierig. In der Regel einmal am Tag, möglichst schon in den

Morgenstunden, sollte der Darm sich entleeren, damit nicht durch eine zu lange Verweildauer der Verdauungsreste giftige Stoffe ins Blut übergehen, die eine Schädigung oder Belastung darstellen. Wenn man die Pünktlichkeit ernsthaft anstrebt, wird sich der Körper rasch daran gewöhnen. Es sind also wiederum keine riesigen Anstrengungen nötig – und auch keine Mittel.

Immun-Training im Krankheitsfall und danach

Soll man nun ins Bett, wenn eine »Grippe« im Anzug ist, oder wäre das ein überflüssiger Luxus? Sind unsere Wohnungen heute nicht so gut und in allen Räumlichkeiten gleichmäßig beheizt, daß eine Bettruhe überflüssig geworden ist? Und wer etwa im eigenen Wagen ins Büro fährt, um sich dort dann in klimatisierten Räumen aufzuhalten: Er hat doch von einer gefährlichen frischen Luft überhaupt nichts zu befürchten. Er kommt mit ihr kaum in Berührung. Gewiß, vor 100 Jahren war das noch anders, als man im Schlafzimmer kaum heizen konnte und der Gang zur Toilette im Winter Mantel, Schal und Handschuhe verlangte.

Das alles ist richtig. Und trotzdem empfehle ich nach wie vor bei fiebrigen Erkrankungen die Bettruhe, die nicht vorzeitig aufgegeben wird. Bei Fieber kann ein kalter Zug in den schweißnassen Rücken eine Lawine von Reaktionen auslösen – bis hin zum »Hexenschuß«. Doch bei der Bettruhe geht es nicht nur um die ständig gleichmäßige Temperatur, die das Immunsystem von Wärme- und Kälteregulierungsmaßnahmen befreit, sondern auch um die Ruhe und Entspannung als ideale

Voraussetzung für jeglichen Heilungsprozeß. Es ist überaus erfreulich, daß sich die medizinische Forschung an den Universitäten neuerdings auf dieses Thema besinnt – verwunderlich nur, daß man erst jetzt darauf kommt! So hat die VW-Stiftung einen Forschungsauftrag vergeben, der untersuchen soll, wie sich das Zusammenwirken von Nervensystem und Immunsystem im Zustand des Schlafes verändert. Daß es sich verändert, daß das Immunsystem sich in der Ruhe und vor allem im Schlaf befreiter entfalten kann, daran gibt es keinen Zweifel mehr. Die Wechselwirkung zwischen zentralem Nervensystem, Hormonsystem und Immunsystem, gesteuert über Botenstoffe, ist sogar so eng, daß umgekehrt auch das in Not geratene Immunsystem den Schlaf regelrecht anfordern und die entsprechende Müdigkeit herbeiführen kann. Das bedeutet aber, daß jede Müdigkeit, jedes Bedürfnis nach Schlaf immer auch als Signal des Immunsystems verstanden und keinesfalls unvernünftig übergangen werden darf. Indem wir müde werden, sagt uns unser Immunsystem: Es ist höchste Zeit, daß du alle Blockaden aufhebst und mich endlich unbehindert wirken läßt! Wenn du das nicht tust, wirst du krank!

Wer sich rechtzeitig ins Bett legt, möglichst schon bei den ersten Hinweisen auf einen grippalen Infekt, der kann in den meisten Fällen eine beginnende »Erkältung« allein damit auskurieren, bevor sie noch richtig ausgebrochen ist. Acht, zehn Stunden gesunder Schlaf können dem Immunsystem ausreichen, die Situation zu bereinigen. Am besten legt man sich in einer solchen Situation abends früh ins Bett, nimmt ein Aspirin ein und sorgt dafür, daß man sich rasch behaglich und wohl

fühlt. Am nächsten Morgen ist die Infektion entweder voll »aufgeblüht«, dann war sie im Augenblick für den Körper einfach notwendig, oder man hat sie bereits nahezu völlig überwunden.
Hat die »Grippe« Sie aber voll erwischt, mit Schluckbeschwerden, Kopfschmerzen, Gliederschwere, dann gilt die uralte Regel: Ohne Medikamente dauert sie acht Tage – mit Medikamenten eine Woche! Das heißt nichts anderes als eben: Gleichgültig, was immer Sie unternehmen: Ihr Körper braucht die acht Tage. Diese Zeit müssen Sie ihm einräumen – möglichst ohne eine Medikamentenbelastung, die doch nichts bringt. Akzeptieren Sie diese Trainingsmöglichkeit und bieten Sie Ihrem Organismus die Voraussetzungen, ungestört, unbehindert das »Manöver« durchzuführen. Sie selbst brauchen nichts anderes zu tun als:

1. Sich Zeit nehmen – und »stillhalten«!
2. Abschalten, viel schlafen und das Essen auf leichte Kost umstellen: naturreine Obst- und Gemüsesäfte trinken – vor allem, solange Sie Fieber haben. Versorgen Sie sich gut mit Vitaminen und eventuell mit Enzymen.
3. Wenn Sie schwitzen können und es dürfen, weil Sie ein gesundes Herz besitzen, dann tun Sie es. Decken Sie sich warm zu, bis der Körper »schwimmt«. Waschen Sie sich hinterher im warmen Zimmer kurz kalt ab, und schlüpfen Sie sofort ins frischbezogene Bett zurück.

Das ist alles. Drücken Sie das Fieber – eventuell mit naßkalten Wadenwickeln – nur herunter, wenn es deutlich die 39-Grad-Marke überschreitet. Versuchen Sie nicht, so nebenher zu arbeiten, zu lesen. Schlafen Sie sich gesund – auch nach dem dritten Tag, wenn Sie spüren, daß das Schlimmste überstanden ist. Das Immunsystem hat noch viel zu tun! Wirklich gesund sind Sie erst, wenn Sie sich wohler und leistungsstärker fühlen als vor der Erkrankung.

Und noch ein paar Dinge, die Sie nicht tun sollten:

– Gehen Sie mit Fieber nicht schwimmen und auch nicht in die Sauna.

– Meiden Sie in den ersten Tagen nach der Rückkehr an den Arbeitsplatz übermäßigen Streß und zu anstrengende körperliche Belastungen.

– Nehmen Sie Abhärtungsmaßnahmen nicht sofort wieder auf, sondern beginnen Sie mit diesem Immun-Training erst wieder nach und nach. Fangen Sie gewissermaßen ganz von vorne an, mit leichtesten Temperaturreizen, die sich nach und nach steigern.

– Halten Sie eine echte Grippe (Influenza) nicht für eine Bagatelle, vor allem nicht bei Kindern und bei älteren Menschen. Alljährlich sterben rund 6000 Menschen an einer Grippe. Deshalb sollten Sie in diesen Fällen den Arzt rufen und dem Patienten sorgfältigste Pflege angedeihen lassen, vor allem Kindern und älteren Menschen.

Immun-Training in der Freizeit

Da die Freizeit an Wochenenden, Feiertagen, Feierabenden, im Kurzurlaub immer breiteren Raum einnimmt und immer mehr »gestaltet« wird, kommt ihr für die Gesundheit – und wiederum speziell für das Immunsystem – immer größere Bedeutung zu. Beherzigen Sie bei allem, was Sie tun, die wichtigste Gesundheitsregel: Bewegung ist für den Körper erholsamer als Sitzen. In der leichten Bewegung werden Herz und Kreislauf enorm durch die Muskelbewegungen unterstützt. In der Bewegung kommt die Lymphe in Schwung, womit die Abwehrzellen auf natürlichste Weise aktiviert und für ihre Aufgaben freigegeben werden.

Meine Regeln für das Immun-Training in der Freizeit lauten:

1. Selbstverständlich darf man einmal so richtig ausschlafen, an einem freien Tag sogar in den Tag hineinträumen. Auch das Aufstehen darf – wenn sich eine Wahlmöglichkeit ergibt – nicht zum Zwang werden. Andererseits muß man wissen – und das ergibt sich nur aus der Erfahrung –, daß Morgenstund im Hinblick auf Freude und Erlebnisfähigkeit wirklich »Gold im Mund« hat: In keiner anderen Phase des Tages läßt sich beispielsweise die Schönheit der Natur intensiver erfahren als in den Stunden des Sonnenaufgangs. Speziell solche Erlebnisse sollte man sich gönnen. Wer in den Tag »hineindöst«, versäumt nicht nur vieles, sondern stört die natürlichen Rhythmen seines Körpers. Diese Rhythmen passen sich nicht nur Dunkelheit und Helligkeit an, sondern auch den Jahreszeiten. Es ist der Natur entsprechend, im Winter, wenn die Tage kürzer sind, etwas mehr zu schlafen und im Sommer den Tag auszudehnen und entsprechend weniger zu schlafen.

2. Planen Sie Ihre Freizeit – aber verplanen Sie nicht jede freie Minute. Erholung ist nicht vereinbar mit einem vollgestopften »Programm«, mit geschäftiger Betriebsamkeit, mit neuer Bestätigung, neuem Leistungsstreß. Suchen Sie zuerst die Freude, möglichst im gemeinsamen Erleben zusammen mit dem Partner. Ob Sie wandern, schwimmen, skifahren, langlaufen, jog-

gen oder fahrradfahren: Stecken Sie sich keine zu hohen Ziele, und machen Sie Schluß, wenn Sie spüren, daß Sie sich den Leistungsgrenzen nähern. Gelegentliche Bravourleistungen sind für die Gesundheit wertlos und gefährlich. Training besteht in der Regelmäßigkeit, die eine langsame Steigerung erlaubt. Nur wenn Sie regelmäßig üben, läßt sich die Leistungsgrenze nach und nach nach oben schieben. Keine Sorge: Der Puls darf schon einmal spürbar schlagen, der Atem heftiger gehen. Doch Atmung und Herzschlag müssen sich nach der Anstrengung relativ rasch wieder normalisieren. Vermeiden Sie bei allen körperlichen Übungen ruckartige, verkrampfende Bewegungen. Ich rate beispielsweise in vielen Fällen von den sogenannten isometrischen Übungen ab, weil dabei der Blutdruck übermäßig in die Höhe schießen kann. Besser ist die kontinuierliche Bewegung als die statische Kraftanstrengung. Konkret gesagt: Versuchen Sie im Wald keinen Baumstamm anzuheben, sondern setzen Sie sich darauf und lassen Sie die Beine baumeln.

Was immer Sie tun: Es war richtig und gut, wenn Sie sich hinterher wohl und ein wenig glücklich fühlen.

3. Planen Sie bei Ihrer Freizeitgestaltung Ihre ganz persönliche gesundheitliche Situation ein. Das könnte beispielsweise heißen: Die Arbeitswoche war sehr aufregend. Sie sind stark nervös und ungeduldig. Das wäre die Aufforderung, nicht zusätzliche Reize auf sich einwirken zu lassen, sondern sich in der Freizeit »abzuschirmen«. Besonders reizarm und beruhigend ist ein Spaziergang durch den Wald. Im Wald ist sogar das erdmagnetische Feld abgeschirmt. Der Spaziergang über die Wiese ist wesentlich anregender – entsprechend

sinnvoll, wenn Sie nach einer Woche der eintönigen Beschäftigung die Aufmunterung brauchen.
Wenn Sie an einer Bronchitis leiden, dann verzichten Sie auf das Skifahren, bei dem Sie die kalte Luft durch den Mund einatmen müßten. Bleiben Sie aber auch nicht im geheizten, zu trockenen Zimmer, sondern gehen Sie vielleicht ins Dampfbad oder machen Sie zu Hause selbst Inhalationen.
Wenn Sie an einer rheumatischen Erkrankung leiden, dann legen Sie sich nicht einfach an die Sonne, weil die Wärme scheinbar so guttut, sondern suchen Sie eine Möglichkeit, die versteiften Gelenke ohne Kraftanwendung zu bewegen. Üben Sie im Intervall, also in regelmäßigen Wiederholungen mit den entsprechenden Pausen dazwischen. Legen Sie sich beispielsweise auf eine trockene Wiese, strecken Sie die Beine hoch in die Luft und tun Sie so, als würden Sie fahrradfahren. Lassen Sie im Gehen die Arme schwingen, pendeln, werfen Sie sie in die Höhe, nach vorne, nach hinten. Und vergessen Sie dabei nicht, ganz bewußt tief zu atmen. Und wenn Ihnen danach ist, dann lassen Sie auch einen fröhlichen Jauchzer erklingen.
5. Suchen Sie sich, wenn Sie es nicht schon haben, unbedingt ein Hobby, das Freude bereitet. Achten Sie bei Ihrer Wahl darauf, daß Sie nicht Ihren Beruf auf andere Weise fortführen, sondern daß das Hobby einen Ausgleich bietet. Wir Ärzte sind beispielsweise bekannt dafür, daß wir in unserer Freizeit gerne musizieren, allein und zusammen mit Kollegen im Orchester. Diese Ergänzung ist ideal, weil sich in Rhythmus und Melodik der Musik auf einfachste Weise zur seelischen Harmonie zurückfinden läßt. Auf ähnliche Weise kann das An-

hören einer guten Schallplatte stärkste Verspannungen und Verkrampfungen lösen. Die konzentrierte Beschäftigung beim Zusammensetzen eines Puzzle-Spiels vermag nach einem hektischen Arbeitstag eine geradezu wunderbare innere Ruhe zu vermitteln. Denken Sie daran: Das Immun-Training darf sich nicht auf körperliche Ertüchtigung beschränken. Die geistig-seelische Erholung, das Zu-sich-selber-Finden, ist fast noch wichtiger. Betrachtet man unsere 100jährigen und versucht man herauszufinden, warum sie das hohe Alter erreicht haben, dann entdeckt man sehr schnell: Sie alle waren keine übermäßigen Sportler, schon gar keine Leistungssportler. Doch alle sind sie ihr Leben lang geistig sehr rege gewesen, haben viel gelesen, und sie waren immer unterwegs nach der Freude!

6. Übersehen Sie nicht, daß Tanzen eine besonders heilsame Freizeitbeschäftigung ist – nicht zuletzt für ältere Menschen! Im Tanz kommt der Körper zur nötigen Bewegung. Man kann sich ihr ganz hingeben, so daß die Seele im Rhythmus der Melodie zur inneren Harmonie findet. Die körpereigenen »Drogen« werden abgerufen und sorgen für ein Gefühl des Glücks und der Leichtigkeit. Achten Sie jedoch darauf, daß die Musik nicht zu schreiend, die Lichteffekte nicht zu grell sind, sonst werden die Reize zur Überreizung und damit zur gesundheitlichen Gefährdung.

7. Ein kurzes Wort noch zum Thema Liebe und Sexualität: Es steht bewußt unter dem Thema Freizeit, weil es einen Gegensatz zu Beruf und Pflichterfüllung darstellt – und auch so gesehen werden sollte. Ich habe bereits klargestellt: Sexuelle Aktivität schwächt und blockiert das Immunsystem nicht. Ausgenommen davon ist allen-

falls eine zu früh einsetzende sexuelle Betätigung des Jugendlichen – und ein übermäßiges »Abrufen« der Sexualhormone während der Pubertät. Sexualhormone und Thymus-Faktoren sind Gegenspieler. Wenn die einen in besonderen Phasen, wie etwa der Pubertät, außergewöhnliche Aufgaben zu erfüllen haben, müssen die anderen notgedrungen blockiert werden. Andererseits wissen wir aber auch, daß der Ausfall der Hormone in der Menopause nun nicht etwa zu einer Stärkung des Immunsystems führt, sondern ebenfalls zu seiner Krise. Enthaltsamkeit oder gar Verzicht können also das Immunsystem nicht stärken.
Damit will ich sagen: Wenn sich das Gleichgewicht der hormonalen Kräfte eingespielt hat und keine größeren Schwankungen und Störungen vorliegen, fordert ein gesunder Hormonpegel ein stabiles Immunsystem – und umgekehrt. Ich bin sogar überzeugt davon – die nahe Zukunft wird es wohl bestätigen –, daß man vom Hormonspiegel eines gesunden Erwachsenen geradezu automatisch auf die Funktion seines Immunsystems rückschließen kann. Speziell ältere Menschen aber kann ich als immunologisch orientierter Arzt nur zur Liebe und zur regelmäßigen sexuellen Aktivität ermuntern. Sie erhalten sich nicht nur jugendlichen Elan, weil die Sexualdrüsen noch länger Hormone liefern, sondern Sie stärken damit Ihr Immunsystem ganz entscheidend!

Immun-Training im Urlaub

Das ist in der Tat ein beunruhigendes Ergebnis: Wenigstens die Hälfte aller Urlauber fühlt sich nach der Rückkehr aus den »schönsten Wochen des Jahres« unwohler und anfälliger als zuvor. Ganz offensichtlich wird bei der Urlaubsgestaltung nicht nur der eine oder andere Fehler begangen, sondern es kommt ein ganzes Bündel falschen Verhaltens zusammen. Man könnte es in etwa unter vier Punkten zusammenfassen:

- Ungewohntes Klima, also erheblicher Klimastreß.
- Infektionen durch unbekannte Krankheitserreger.
- Ungewohnte sportliche Betätigung, die den untrainierten Körper überfordert.
- Fremde Ernährung und veränderte Lebensgewohnheiten.

Der eigentliche Fehler, der dazu führt, daß die ersehnte Erholung und die Stabilisierung der Gesundheit im Urlaub ausbleiben, wird längst vor Antritt der Reise gemacht: Man bucht nach einem Katalog mit vielversprechenden Bildern – aber ohne auch nur eine Sekunde lang sich zu fragen, ob der erwähnte Ort mit seiner hohen Luftfeuchtigkeit, seiner veränderten Zeit, seinem exotischen Essen, seinen fremden Krankheitserregern, gegen die der eigene Organismus keine Antikörper besitzt, für die Gesundheit bekömmlich oder vielleicht auch nur belastend ist.

Dazu kommt, daß man sich völlig unvorbereitet und untrainiert in das Abenteuer stürzt. Zehn Monate lang sitzt man nahezu bewegungslos hinter dem Schreibtisch. Im Urlaub glaubt man, ein völlig anderes Leben mit ganz großen Leistungen leben zu können. Das muß schiefgehen. Der untrainierte Körper macht schlapp.

Überdenken Sie bei Ihrer nächsten Urlaubsplanung bitte folgende Punkte:

1. Erkennen Sie zunächst Ihren Typ. Es gibt nämlich zweierlei Menschentypen. Die einen vertragen die

Hitze leichter, haben aber erhebliche Mühe, sich der Kälte anzupassen. Es sind die eher hageren, lang aufgeschossenen Typen, die schon frösteln, wenn andere sich gerade behaglich fühlen. Sie sollten ihren Urlaub nicht gerade in Island, vielleicht auch nicht in der steifen Nordseebrise verbringen. Der Wetterstreß würde zu sehr belasten. Der zweite Typ verträgt die Kälte besser, leidet aber sehr schnell und heftig unter der Hitze. Es ist in der Regel der untersetzte und etwas rundliche Typ. Er wird sich am glühenden Strand im Süden bald krank und matt fühlen, könnte dagegen im kühlen Norden regelrecht aufblühen.
Da sich Gegensätze bekanntlich anziehen und deshalb auch sehr häufig kälte- und hitzeempfindliche Partner zusammenfinden, resultieren viele Urlaubsprobleme aus dieser Verschiedenheit im Reagieren auf die Umwelt. Für beide wäre es heilsamer, sie würden im Urlaub extreme Gegenden überhaupt meiden und statt dessen ein gemäßigtes Klima wählen, das beiden Seiten bekommt, oder getrennte Wege gehen, sonst muß der eine jeweils leiden und kann dabei sogar krank werden, womit auch der Partner beeinträchtigt ist.
2. Stark nervöse Menschen, solche mit einer vegetativen Dystonie und stark Erschöpfte brauchen im Urlaub ein reizarmes, beruhigendes Klima. Ungewohnte Wetterverhältnisse würden sie noch mehr aufputschen. Hitze könnte sie unerträglich belasten, Windstärke drei – das ist nicht viel mehr als eine frische Brise – ihr Befinden rapide verschlechtern. Das heilsamste Klima wäre deshalb das Schonklima unserer Mittelgebirge, ein heilklimatischer Luftkurort, zwischen 400–700 Meter hoch gelegen frei von Abgasen und Lärm.

3. Wer zu Hause unter Eintönigkeit leidet, etwa Hausfrauen und Rentner, sollte ein eher reizvolles Klima – im wahrsten Sinn des Wortes – auswählen. Das wäre zwar ein anstrengendes, aber heilsames Training für die Gesundheit. Ideal könnte beispielsweise das Hochgebirge sein – vorausgesetzt, man leidet nicht unter Bluthochdruck oder allzu niedrigem Blutdruck.

4. Wer unter Herz- und Kreislaufproblemen leidet, muß vor allem das schwüle Klima meiden, wie es oft im Rhein-Main-Becken, in der Oberrheinebene, im Rheintal von Bonn bis Düsseldorf und im Donaubekken zwischen Regensburg und Passau vorkommt. Für ihn wäre der ideale Urlaubsaufenthalt in etwa 600–1000 Meter Höhe das ideale Trainingsklima. Die Luft ist bei 1000 Metern schon etwas dünner und zwingt zu intensiverem Atmen.

5. Asthmatiker fühlen sich besonders an der Nordsee wohl. Schon wenige Stunden Aufenthalt dort können so positiv wirken, daß sich die Patienten wie von einer Last befreit glauben.

6. Wer dagegen an einer chronischen Bronchitis leidet, der sollte in den feuchtwarmen Süden. Er muß enge Täler und Kälte meiden. Für ihn wäre auch der Winterurlaub nicht empfehlenswert.

7. Hypotoniker dürfen nicht in Höhen über 1500 Meter. Der Aufenthalt dort könnte zu erheblichen Schlafstörungen und Kreislaufproblemen führen.

8. Hautunreinheiten wie Akne und Mundbläschen heilen am schnellsten in der Sonne. Strand und Hochgebirge können nach einem anfänglichen »Aufblühen«, was für eine Reinigung des Blutes spricht, der Haut besonders gut bekommen. Bei einer Schuppenflechte

sollte man vielleicht einmal einen Urlaub am Toten Meer in Erwägung ziehen.

9. Migränepatienten müssen die Hitze und grelles Licht meiden. Wenn Sie ans Meer oder ins Gebirge fahren, dürfen Sie Kopfbedeckung und Sonnenbrille nicht vergessen. Auch Schwangere dürfen sich keinesfalls zu großer Hitze aussetzen. Die Belastung für die werdende Mutter, vor allem aber für das Ungeborene, wäre ganz entschieden zu groß.

Allein diese Beispiele – und es können nur Beispiele sein – zeigen: Wer gesund bleiben will und darüber hinaus etwas für die Stabilisierung seines Immunsystems tun möchte, der muß seinen Urlaub richtig planen – und vielleicht sogar mit dem Hausarzt darüber sprechen.

Auch einer Infektion durch unbekannte Krankheitserreger können Sie vorbeugen. Sie wissen: Die größten Gefahren lauern in ungekochtem Trinkwasser, in frischen, ungekochten Speisen. Sie müssen deshalb schon Wochen vor Antritt der Urlaubsreise Ihr Abwehrsystem speziell im Magen-Darm-Bereich systematisch aufbauen. Das könnte auf ganz einfache Weise mit einer Krautkur geschehen. Die großen alten Ärzte wie Paracelsus hielten Weißkraut, noch besser Sauerkraut, roh und gekocht, für ein Allheilmittel. Wir wissen heute, daß es neben einem speziellen Schutzstoff für die Magenschleimhaut auch nahezu alle »Bausteine« enthält, die der Organismus zum Aufbau des unspezifischen Abwehrsystems benötigt. Eine solche Krautkur könnte ganz einfach darin bestehen, daß man zwei, drei Wochen vor dem Urlaub damit beginnt, vor dem Mittagessen drei, vier Gabeln rohes Sauerkraut zu essen.

Es gibt auch eine ganze Reihe vorzüglicher Naturheil-

mittel zur Stärkung des Abwehrsystems. Dazu gehören sicherlich die Enzyme. Im übrigen rät Ihnen Ihr Apotheker gerne, was speziell für Sie in Ihrer Situation in Frage kommen könnte.
Im Urlaub selbst sollten Sie dann an den beiden ersten Tagen darauf verzichten, ungekochtes Wasser zu trinken, frisches Obst und Salate zu essen. Nach zwei Tagen etwa dürfen Sie es tun, weil Ihr Körper dann die wichtigsten Krankheitserreger bereits kennt.
Auf die sportliche Betätigung im Urlaub sollten Sie sich ebenfalls vorbereiten. Es wäre unsinnig, gingen Sie zu Hause niemals schwimmen, kaum an die frische Luft – und wollten Sie nun im Urlaub von einer Stunde auf die andere das alles verändern. Fangen Sie deshalb sechs Wochen vor dem Urlaub damit an, häufiger als sonst zu schwimmen. Gehen Sie viel in die Sonne, um sich auch daran zu gewöhnen, damit der Übergang im Urlaub dann nicht zu kraß ausfällt.
Für das Gelingen des Urlaubs ist sodann der richtige Start von entscheidender Bedeutung. Nehmen Sie die Strapazen der Reise mit all ihren Aufregungen, Umstellungen, Übermüdungen nicht auf die leichte Schulter! Ein Universitätsmediziner aus Innsbruck berichtet, daß alljährlich viele Urlauber dort in der Nervenklinik landen, weil sie psychisch zusammengebrochen sind.
Deshalb auch dazu einige Regeln für eine gesunde Urlaubsgestaltung:
1. Treten Sie die Reise niemals in Hetze und schon gar nicht nach einem heftigen Streit an, nicht in den Abend- und Nachtstunden. Rasen Sie nicht sinnlos die Strecke ab, um möglichst bald am Ziel zu sein, sondern legen Sie unterwegs Pausen ein. Es gibt so vieles zu sehen und

zu erleben, daß man nicht in Rekordzeit daran vorbeirauschen darf.

2. Wenn Sie am Urlaubsort angekommen sind, dann stürmen Sie nicht sofort zum Strand, stürzen Sie sich nicht umgehend ins Wasser, sondern gönnen Sie sich erst einmal Ruhe – im Schatten! Schlafen Sie eine oder zwei Stunden. Gehen Sie in den ersten beiden Tagen nicht um die Mittagszeit in die pralle Sonne, sondern vorwiegend morgens und am späten Nachmittag, und begrenzen Sie die ersten Versuche auf maximal eine Stunde. Denken Sie an die enorme Belastung der ungewohnten Sonneneinstrahlung!

3. Der dritte Urlaubstag wird der kritischste. Das werden Sie auch mit seelischen Verstimmungen zu spüren bekommen. Wenn Sie in den ersten zwei Tagen mit Essen und Trinken und hygienischen Maßnahmen und mit dem Sonnenbaden vorsichtig waren, kommen Sie leichter über diese »Schwelle«. Ein bißchen Vorsicht und Geduld in den ersten Tagen, dann wird der Urlaub anschließend um so schöner und gesünder.

4. Bestehen Sie im heißen Süden nicht auf Eisbein und Sauerkraut oder anderen schweren Speisen unserer Heimat. Versuchen Sie statt dessen, so zu speisen, wie die Einheimischen es tun: viel frisches Gemüse, wenig Fleisch. In Jahrtausenden haben sie gelernt, ihre Ernährung dem Klima anzupassen. Deshalb ist sie an Ort und Stelle auch gesund. Im Süden ist es beispielsweise notwendig, die Speisen kräftiger zu würzen, weil beim Schwitzen mehr Salze und andere wertvolle Substanzen verlorengehen. Ohne Knoblauch mit seiner desinfizierenden Wirkung hätten die Völker des Balkans wahrscheinlich nicht überleben können. Passen Sie sich des-

halb an – jedoch mit einer gewissen Zurückhaltung. Die für unsere Vorstellung übermäßige Fülle an Ölen, an Gewürzen und die fremdartigen Zubereitungsarten machen die Speisen für unseren Organismus ungewohnt. Deshalb bedarf es auch hier einer Eingewöhnung.

5. Wenn man zu Hause ein sehr geregeltes Leben führt, zur festgesetzten Stunde schlafen geht und aufsteht, dann ist es für den Körper alles andere als eine Erholung, wenn man im Urlaub bis in die Morgenstunden hinein in den Bars herumhängt, übermäßig Alkohol konsumiert, um dann den folgenden Tag zu verschlafen. Grundsätzlich sollte der eingefleischte Lebensrhythmus im Urlaub nicht wesentlich verändert werden. Sie müssen daran denken: Je stärker Sie Ihr Leben im Urlaub verändern, um so größer werden die Umstellungsprobleme erneut, wenn Sie wieder zu Hause sind.

6. Sehen Sie in einer gewissen Müdigkeit, vielleicht sogar im Gefühl der Erschöpfung unmittelbar nach der Rückkehr aus dem Urlaub nicht einen Hinweis dafür, daß Sie sich in den Ferientagen gesundheitlich geschadet haben. Ob Sie sich wirklich erholt haben, das stellt sich erst so etwa drei Wochen nach der Rückkehr heraus, dann nämlich, wenn die Umstellung auf die Heimat völlig abgeschlossen ist. Stürzen Sie sich nicht zu vehement auf Ihre Aufgaben, sondern steigern Sie das Tempo nach und nach!

Immun-Training bei besonderen Belastungen

Neben den großen Krisenzeiten für unser Immunsystem – Lebensalter von sechs Monaten, Pubertät, Schwangerschaft, Immuno-Pause, Menopause – gibt es noch besondere Situationen und Phasen, die ein spezielles Immun-Training verlangen. Das sind einmal die natürlichen Übergangszeiten im Jahreslauf, Herbst und Frühling. Dazu kommen Prüfungs-, Examens- und Bewährungsmomente mit ihrer jeweiligen Vorbereitungszeit, kommen völlig unvorhergesehene Augenblicke der Trennung, der Niederlagen, der schier unlösbaren Konflikte. Nach dem Zweiten Weltkrieg hatten wir in Baden-Württemberg eine der letzten Kinderlähmungsepidemien. Am heftigsten betroffen waren nicht etwa kleine Kinder, sondern Abiturienten, Studenten, Soldaten, die gerade aus der Kriegsgefangenschaft heimgekehrt waren.

Daß November und Februar besondere »Grippezeiten« sind, hat sich herumgesprochen. Doch wer rüstet sich schon für diese Wochen? Es ist an der Zeit, daß es sich außerdem herumspricht: Wer sich nicht richtig ernährt, wer Prüfungsstreß ausgesetzt ist, wer nicht imstande ist, seelische Konflikte zu lösen, der besitzt ein blockiertes, angeschlagenes Immunsystem und damit erhöhte Anfälligkeit für Infektionen. Entsprechend muß er etwas tun, die Blockaden zu lösen.

Kein Leistungssportler ist so vermessen, untrainiert in den Wettkampf zu gehen. Warum eigentlich geht der junge Jurist in sein Staatsexamen fachlich zwar vorbereitet, aber doch mit dem erhöhten Risiko, im entscheidenden Moment zu versagen, weil die Gesundheit nicht mehr mitspielt? Ganz einfach deshalb, weil die Zusammenhänge zwischen psychischen Belastungen und Immunsystem bisher so energisch geleugnet wurden und auch heute noch immer manche Mediziner nicht über den alten Schatten springen können, um die Patienten darauf hinzuweisen. Wer denkt schon daran – und wer würde es dem Studenten sagen –, daß er nicht nur sein Examen »schmeißen«, sondern sich eine ernste gesundheitliche Schädigung einhandeln kann, wenn er neben aller Schufterei etwas ganz Entscheidendes vergißt: das Immun-Training zur Erhaltung von Gesundheit und Leistungskraft?

Mein Trainingsprogramm für alle, die »unter Druck« geraten werden – oder schon geraten sind:

Wenn man weiß, daß angespannte Zeiten auf einen zukommen – das gilt auch für die Zwischenjahreszeiten Herbst und Frühling –, empfiehlt sich eine »Immunkur« mit »abhärtenden« Maßnahmen (Sport, Wasseranwendungen, Schwimmen, viel Bewegung an der frischen Luft) – kombiniert mit einer besonders gesunden Ernährung, die viel frisches Gemüse, Obst, vollwertige, lebendige Nahrung enthält und außerdem sinnvoll ergänzt wird durch Vitamine, Enzyme, Spurenelemente, Mineralstoffe. Damit sollte man allerdings nicht erst dann beginnen, wenn man schon mittendrin steckt und bereits die ersten Anzeichen einer gewissen Erschöpfung verspürt – sondern möglichst Wochen vorher, damit es zur Erschöpfung erst gar nicht kommt. Wenn die Gesundheit vor Examenswochen aber angeschlagen ist oder wenn man sich nach einem Trennungsschock krank und elend fühlt, dann dürfte man eigentlich nicht zögern, sofort eine intensive Immun-Therapie mit den entsprechenden Möglichkeiten durchzuführen, damit das momentan blockierte Immunsystem keinen schlimmen Schaden anrichten kann.

8

Meine Immun-Diät für vier Wochenenden

Es kann kein ausreichendes Immun-Training ohne die gesunde Ernährung geben. Leider ist sie in den Gegebenheiten des Alltags oftmals nicht möglich, weil man sich nach dem richten muß, was Zeit und Umstände erlauben.
Deshalb haben wir am Schwarzwald-Sanatorium eine spezielle Immundiät entwickelt, die Ihnen helfen soll, zwei-, besser noch dreimal im Jahr sich auf eine besonders gesunde, das ganze Immunsystem stärkende Ernährung zu besinnen – und zwar in Augenblicken, die dafür besonders günstig sind: an vier hintereinanderliegenden Wochenenden. Wenn Sie sich auch nur einigermaßen an meine Vorschläge halten – kleine Variationen sind selbstverständlich erlaubt und sogar erwünscht –, können Sie manchen kleineren Fehler, der sich im Laufe der Woche eingeschlichen hat, problemlos korrigieren – ohne daß Sie Hunger erdulden oder fade Speisen verzehren müßten.
Wenn Sie diese Diät einmal durchgeführt haben, werden Sie so viel »Geschmack« daran finden, daß Sie zumindest einige Punkte der Diät in ihre normale Ernährung übernehmen werden. Viele, die sie bei uns im Schwarzwald-Sanatorium Obertal »erprobt« haben, nehmen sie mit nach Hause in den Alltag.
So sollte Ihre Immundiät in etwa aussehen:

1. Wochenende Es beginnt am Freitagabend

Das Abendessen besteht aus zwei Äpfeln, die Sie recht langsam verzehren und gut kauen sollten. Danach gibt es 60 g Haferschrot, der 20 bis 30 Minuten eingeweicht wurde, vermischt mit 150 g Joghurt (3,5 %). Das Ganze kann mit 1 Teelöffel Honig abgeschmeckt werden. Trinken Sie nach der Mahlzeit reichlich Mineralwasser oder Kräutertee.

Samstag Frühstück

Rühren Sie 100 g Quark (20 %) mit 10 g Schnittlauch und etwa 5 Eßlöffeln Frischmilch an. Dazu gibt es 2 Scheiben Vollkornbrot (60 g), Butter (20 g), als Brotbelag 20 g Rettichkeimlinge.
Trinken Sie – möglichst nach dem Essen – Kräutertee.

Mittagessen

Vorspeise: Rohkostteller aus 150 g Karotten, 50 g Apfel (beides geraspelt). Er wird zubereitet mit je 20 g Joghurt (3,5 %), frischem Orangensaft und gehackten Haselnüssen.
Hauptgang: Gefüllte Paprikaschote: Sie schroten 50 g Grünkern und kochen ihn mit Gemüsebrühe zu einem dicken Brei. Dann geben Sie 30 g zerdrückten Tofu und 5 g Olivenöl hinzu. Zum Abschmecken verwenden Sie Oregano, Knoblauch, Müh-

lenpfeffer, jodiertes Meersalz. Im Ofen lassen Sie das mit Gemüsebrühe auf 100 g Kartoffeln und 50 g Zwiebelscheiben 30 Minuten lang schmoren.
Dessert: 1 frischer Apfel.
Trinken Sie – nach dem Essen – Mineralwasser.

Abendessen	Obstplatte, bestehend aus fünf, sechs verschiedenen Obstsorten der Jahreszeit (insgesamt ca. 500 g). Trinken Sie danach Fencheltee.

Sonntag Frühstück	Hafer-Apfel-Müsli, hergestellt aus 90 g Haferflocken oder -schrot (diesen ca. 30 Minuten quellen lassen), 10 g gehackten Walnüssen, 20 g Rosinen, 1 Teelöffel Honig, 1 geraspelten Apfel und ¼ l Milch. Als Getränk: ¼ l Milch nach dem Frühstück.
Mittagessen	**Vorspeise:** Eine Tasse Rinderbrühe vom Hauptgang. **Hauptgang:** Gekochtes Rindfleisch (150 g) mit Dampfkartoffeln (100 g) und Apfelmeerrettich (50 g Apfel und 10 g Meerrettich gerieben). **Dessert:** Birnensalat aus 80 g in Scheiben geschnittenen Birnen, vermischt mit Joghurt. Zum Trinken: Mineralwasser.

Abendessen	Hüttenkäse (100 g), zubereitet mit 20 g Zwiebeln in kleinen Würfeln, je 50 g rotem Rettich und Kohlrabi, 10 g Schnittlauch, 20 g Quark und 20 g Sahne (30%). Das wird abgeschmeckt mit Mühlenpfeffer. **Dessert:** 1 Apfel. Mineralwasser.
Montag Frühstück	Bereiten Sie sich ein Müsli aus: 2 Orangen, 60 g Haferschrot, 1 Banane und 150 g Joghurt. Lassen Sie den Haferschrot ca. 30 Minuten in ⅛ l Milch quellen. Geben Sie die Bananenwürfel, die Orangen und den Joghurt dazu. Trinken Sie danach ¼ l Milch.
2. Wochenende Freitag Abendessen	**Vorspeise:** Rohes Sauerkraut (100 g) mit 50 g kleingeschnittener Ananas, 50 g Joghurt und 30 g Weizenkeimlingen zubereitet. **Hauptgang:** 200 g Schnittlauchquark (siehe 1. Wochenende, Samstag) mit 2 Pellkartoffeln. **Dessert:** 120 g frische Ananas.
Samstag Frühstück	Hafer-Apfel-Müsli mit 90 g Haferflocken oder -schrot, 10 g gehackten Walnüssen, 20 g Rosinen, 1 Teelöffel Honig (2 g), 1 geraspelten Apfel (80 g) und ¼ l Milch. Als Getränke: zusätzlich ¼ l Milch.

Mittagessen

Vorspeise: Salat von milchsauren Gemüsen, bestehend aus je 50 g Blumenkohl, Bohnen, Karotten, Sellerie, 50 g Joghurt und ½ Eßlöffel (2 g) Sonnenblumenöl.
Darüber wird frische Petersilie, Liebstöckel, Schnittlauch und Mühlenpfeffer gegeben.
Hauptgang: Tofu in Scheiben (160 g), mit Sojasauce und Zitronensaft mariniert, wird in Olivenöl gebraten und auf angeschwitzten Apfelscheiben (80 g) und 100 g Lauch, blättrig geschnitten, angerichtet. Dazu gibt es 150 g im Ofen gegarte Kartoffeln.
Dessert: 120 g frische Ananas.
Getränke: Mineralwasser nach dem Essen.

Abendessen

2 Scheiben Vollkornbrot (60 g), 20 g Butter, 1 Tomate (60 g), Rettichscheiben (80 g) und Gurkenscheiben (80 g).
Als Dessert: 120 g frische Ananas.
Getränke: Mineralwasser oder Kräutertee nach dem Essen.

Sonntag
Frühstück

Müsli auf pikante Art: Lassen Sie Haferschrot (60 g) mit ¼ l Milch quellen. Dann geben Sie je 30 g geraspelte Karotten, Kohlrabi, Rettich und Sonnenblumenkeimlinge dazu.

Das verrühren Sie zusammen mit 100 g Joghurt und 50 g Quark. Zum Trinken gibt es ¼ l Milch nach dem Frühstück oder als zweites Frühstück.

Mittagessen

Vorspeise: Rohkost, bereitet aus 80 g rote Bete, 40 g Sauerkraut, kurz geschnitten, 40 g geraspeltem Apfel und 2 g Sonnenblumenöl. Nach Geschmack eine Messerspitze Honig zugeben und abschmecken mit Zimt und Meersalz.
Hauptgang: Mageres Rindersteak (150 g) aus der Grillpfanne mit 100 g Gemüsemais, 2 Tomaten (120 g) und Broccoli (100 g).
Dessert: Frische Ananas.
Getränke: Mineralwasser nach dem Essen.

Abendessen

2 Scheiben Vollkornbrot (60 g), 2 Tomaten (120 g), Gurkenscheiben (80 g), Edamer 30 % (60 g) und Butter (20 g).
Nachspeise: Frische Ananas (120 g).
Getränke: Trinken Sie nach dem Essen reichlich Mineralwasser oder Tee.

Montag
Frühstück

Müsli aus: frischer Ananas (100 g), Haferschrot (60 g in ⅛ l Milch quel-

	len lassen), 1 Banane in kleinen Würfeln und 150 g Joghurt. Getränke: ¼ l Milch nach dem Frühstück.
3. Wochenende Freitag Abendessen	2 Scheiben Vollkornbrot (60 g) mit 20 g Butter. Dazu: je 60 g Sellerie, Kohlrabi, Apfel geraspelt, mit dem Saft einer halben Orange (40 g) 1 Eßlöffel Crème fraîche 40 % zur Rohkost zubereitet. Streuen Sie 30 g Weizenkeimlinge über diese Speise. Nachtisch: 1 Apfel. Getränke: Mineralwasser oder Tee nach dem Essen.
Samstag Frühstück	Schnittlauchquark, zubereitet aus 100 g Quark 20 %, 5 Eßlöffel Frisch- und 10 g Schnittlauch. Dazu: 2 Scheiben Dinkelvollkornbrot (60 g) mit 20 g Butter und 30 g Rettichkeimlingen als Brotbelag. Getränke: Tee nach Wahl – möglichst nach dem Frühstück.
Mittagessen	**Vorspeise:** Salat, zubereitet aus 150 g feinen Rettichscheiben mit Obstessig nach Geschmack, 20 g saurer Sahne 10 % (2 Eßlöffel), 2 g Sonnenblumenöl und reichlich frischem Schnittlauch. **Hauptgang:** Eintopf, zubereitet aus 50 g Karotten, 40 g Kohlrabi, 40 g

Sellerie, 50 g Bohnen und 100 g Kartoffeln. Lassen Sie diese Zutaten in ½ l Gemüsebrühe kochen. Geben Sie 120 g Tofuwürfel als Einlage hinzu und kurz vor dem Anrichten je 10 g frisch gehackte Zwiebeln, Petersilie und Liebstöckel mit 5 g Butter.
Dessert: Apfeljoghurt aus 80 g Joghurt, 1 geraspelten Apfel (120 g) und 1 Messerspitze Honig (2 g).

Abendessen

Salatplatte aus: Eissalat (ca. 100 g in Streifen geschnitten), Keimlingen von Linsen (50 g) und Kresse (10 g). Bereiten Sie eine Salatsauce aus 5 g Sonnenblumenöl, 80 g Joghurt, Obstessig, Mühlenpfeffer und Meersalz.
Dazu gibt es 2 Scheiben Dinkelvollkornbrot (60 g) mit 20 g Butter, 20 g Gouda 50% und 2 Tomaten (120 g).
Nachspeise: 1 Apfel.
Getränke: Mineralwasser.

Sonntag
Frühstück

Bereiten Sie sich ein Müsli (siehe 1. Wochenende, Sonntag). Variieren Sie dieses mit zusätzlich 50 g frischen Erdbeeren, 50 g Banane und 20 g Haselnüssen.
Getränke: Früchte- oder Kräutertee.

Mittagessen

Vorspeise: Frischkost aus: 100 g Chicoree, 40 g Staudensellerie (in Streifen mit Zitrone), 30 g geriebener Apfel, 50 g zerriebene Banane, 10 g Creme fraîche, 50 g Joghurt, wenig Obstessig für die Salatsauce. Mischen Sie alles gut miteinander und schmecken Sie es ab mit Meersalz, Mühlenpfeffer, 1 Messerspitze Honig. Streuen Sie 20 g Sonnenblumenkeimlinge darüber.
Hauptgang: 2 Lammfilets aus der Pfanne.
Schneiden Sie 2 abgezogene Tomaten in Würfel und schwenken Sie diese in 2 g Olivenöl und 10 g Zwiebeln, Knoblauch, Kräutern der Provence in der heißen Pfanne. Dazu dünsten Sie 150 g Bohnen, 20 g Zwiebelwürfel in 2 g Olivenöl. Gießen Sie das Ganze mit etwas Gemüsebrühe an. Zum Abschmecken verwenden Sie Bohnenkraut, Knoblauch, Muskat, Mühlenpfeffer und Meersalz. Außerdem gibt es noch 150 g Ofenkartoffeln.
Dessert: 1 Apfel
Getränke: Mineralwasser.

Abendessen

2 Tomaten (120 g) und 80 g Gurke, in Scheiben geschnitten, werden auf dem Teller mit 30 g Zwiebelwürfeln

	und 5 g Schnittlauch bestreut. Beträufeln Sie das Ganze mit 3 g Olivenöl und Balsamessig. Mit Mühlenpfeffer abschmecken. Dazu gibt es Dinkelvollkornbrot (60 g) mit 20 g Butter. Nachspeise: 150 g Joghurt natur. Getränke: Mineralwasser oder Tee.
Montag	Müsli aus: 2 Äpfeln (240 g), Haferschrot (60 g in ⅛ l Milch 30 Minuten quellen lassen), Bananenwürfel (80 g) und Joghurt (150 g). Getränke: ¼ l Milch.
4. Wochenende **Freitag** **Abendessen**	Gemischte Salatplatte aus: 60 g Grünkern, mit 20 g Zwiebelwürfeln in ¼ l Gemüsebrühe 10 bis 20 Minuten gekocht, 30 g Apfelwürfeln, 10 g saurer Sahne 10 %, Apfelessig, 4 g Olivenöl (2 Teelöffel), Meersalz und Mühlenpfeffer (darübergestreut 5 g frischer Liebstöckel). Dazu: 1 Butterbrot (10 g Butter, 30 g Roggen-Vollkornbrot. Getränk: ¼ l Milch, außerdem Tee oder Mineralwasser.
Samstag **Frühstück**	Müsli auf pikante Art (siehe 2. Wochenende, Sonntag). Sie können es variieren, beispielsweise mit 1 Tomate, 50 g Salatgurke. Getränk: Kräutertee.

2. Frühstück

Bananen-Buttermilch (250 g Buttermilch werden mit 80 g Banane verquirlt).

Mittagessen

Vorspeise: Frischkost, zubereitet aus einer Fenchelknolle (180 g). Sie wird fein gehobelt oder kleingeschnitten. Darüber gibt man Zitronensaft, Mühlenpfeffer und 2 g Sonnenblumenöl.

Hauptgang: Auflauf, zubereitet aus: 120 g Kartoffeln, 60 g Karotten, 40 g Sellerie. Diese Zutaten werden in Gemüsebrühe bißfest gedünstet. Dann gibt man das Ganze mit 30 g Lauchstreifen, 80 g Mozzarella, 5 g feingehacktem Liebstöckel vermischt in eine Auflaufform. 1 kleines Ei (60 g) wird mit 80 g saurer Sahne verquirlt und darübergegeben. Abschmecken mit Mühlenpfeffer, Muskatnuß, Meersalz.

Eine Sauce dazu wird bereitet aus: 80 g Joghurt, Knoblauch, Kräutern und Mühlenpfeffer.

Dessert: Frische Ananas.

Getränke: Mineralwasser nach dem Essen.

Abendessen

Salat aus 3 Tomaten (180 g), 20 g Zwiebelwürfeln, Balsamessig, Mühlenpfeffer, Meersalz, 5 g Basilikum,

2 g kaltgepreßtem Olivenöl. Dazu: 200 g Schnittlauchquark (siehe 1. Wochenende), 180 g Pellkartoffeln.
Nachtisch: Frische Ananas.
Getränke: Tee oder Mineralwasser nach dem Essen.

Sonntag
Frühstück

1 Orange (120 g), Roggen-Vollkornbrot (60 g), Butter (20 g), Frischkäse (40 g) und Rettichkeimlinge (30 g) zum Bestreuen der Brote.
Getränke: Kräuter- oder Früchtetee.

Mittagessen

Vorspeise: Salat aus je 100 g Tomaten und Zucchinischeiben und 20 g Zwiebelwürfeln, Obstessig, 10 g Crème fraîche 10 %, 2 g Olivenöl. Mühlenpfeffer, Meersalz, frisch gehackter Majoran (3 g) zum Abschmecken.
Hauptgang: Putensteak (180 g) aus der Pfanne mit 20 g Kräuterbutter, 160 g Auberginenscheiben, die mit Zitrone, Worchestersauce mariniert wurden, 10 g Vollkornmehl. Das Ganze wird mit dem Fleisch in Olivenöl gebraten. Dazu: 50 g Grünkern, den Sie mit 2 g Olivenöl (1 Teelöffel), 20 g Zwiebelwürfel, ⅛ l Gemüsebrühe wie ein Risotto zubereiten.
Dessert: 80 g Quark, 1 Eßlöffel Sahne 30 %, 30 g Frischmilch und 80 g Ananas in Würfel geschnitten.

Getränke: ¼ l Milch nach dem Essen.

Abendessen	2 Scheiben Roggen-Vollkornbrot (60 g), 20 g Butter, 50 g Emmentaler 45 %, 1 roter Paprika (80 g) und Salatgurke (80 g) in Scheiben geschnitten. Getränke: Tee oder Mineralwasser.
Montag **Frühstück**	Beenden wir unsere Diät, wie wir sie begonnen haben: mit 2 Äpfeln, die wiederum sehr langsam und gut gekaut werden. Danach gibt es Haferschrot (60 g), eingeweicht in ⅛ l Frischmilch. Er wird mit 150 g Joghurt verrührt. Getränke: Früchte- oder Kräutertee.

Literaturhinweise

Bach, J. F.: »Thymulin.« In: »Clinics in Immunology and Allergy.« Bd. 3, S. 133. Saunders, Philadelphia 1983.

Benacerref, B.: »Immunologie. Ein Kurzlehrbuch.« De Gruyter Verlag, Berlin 1982.

Burgerstein, L.: »Heilwirkung von Nährstoffen (Orthomolekulare Medizin).« Haug-Verlag, Heidelberg 1985.

Burnet, F. M.: »Körpereigene und körperfremde Substanzen bei Immunprozessen.« G. Thieme Verlag, Stuttgart 1973.

Comsa, J.: »Thymushormone.« In: »Med. Welt« 31, S. 533–536 (1980).

Dardenne, M.: »Biologische und klinische Aspekte von Thymulin (FTS).« In: »Thymusfaktoren, Thymuspräparate«, 1. Auflage, Gustav Fischer Verlag, Stuttgart 1987.

De Vita, V. jr.: »Thymicfactors and Hormones.« In: »Nat. Canc. Inst.« Monograph 53, S. 107–137.

Doerr, W.: »Organpathologie.« Georg Thieme Verlag, Stuttgart 1974.

Drews, J.: »Immunpharmakologie, Grundlagen und Perspektiven.« Springer Verlag, Berlin, Heidelberg, New York 1986.

Drössler, K.: »Immunologie.« Enke-Verlag, Stuttgart 1982.

Fiocci, A.: »Thymus.« 8 (6). S. 331–339 (1986).

Geesing, H.: »Rheuma – vorbeugen, lindern, heilen.« Humboldt-Taschenbuch 1979.

–: »Neue Lebenskraft.« Heyne Verlag, München, 3. Auflage 1984.

–: »Heilfasten. Der Weg zur neuen Jugend.« Herbig Verlag, München, 3. Auflage 1987.

–: »Allergie-Stop. So findet Ihr Immunsystem die richtigen Antworten auf die Umwelt.« Herbig Verlag, München, 2. Auflage 1989.

–: »Herz-Fit. Wie Sie mit einem gesunden Kreislauf ein Leben lang jung bleiben.« Herbig Verlag, München, 2. Auflage 1989.

Goldstein, A. L.: »Thymic Hormones and Lymphokines.« Plenum Press, New York, London.
Goldstein, G.: »The Human Thymus.« W. Heinemann Medical Books, London 1969.
Golub, E. S.: »Die Immunantwort. Einführung in die Immunbiologie.« Springer Verlag, Berlin, Heidelberg, New York 1982.
Hadden, J. W.: »Thymus-Hormone, Interleukine, Endotoxine und thymomimetische Substanzen in der T-Lymphozyten-Ontogenese.« In: »Thymusfaktoren, Thymuspräparate.« 1. Auflage, Gustav Fischer Verlag, Stuttgart 1987.
Hobbs, J. R.: »Clin. Chim. Acta.« 98, S. 179 (1979).
Jäger, L.: »Klinische Immunologie und Allergologie.« 1. Auflage, Gustav Fischer Verlag, Stuttgart 1979.
Kicka, W.: »Anwendung von Thymusextrakten bei Malignomkranken.« Fachbuch Verlag, Bad Harzburg 1983.
Lucky, T. D.: »Thymic Hormones.« Verlag Urban und Schwarzenberg, München, Wien 1973.
Neumeyer, G.: »Thymusfaktoren und Zytokine, Regulatoren der Immunabwehr.« In: »Thymusfaktoren.« Gustav Fischer Verlag, Stuttgart 1987.
Roit, J. M.: »Leitfaden der Immunologie.« 2. Auflage, Steinkopf Verlag, Darmstadt 1984.
Sandberg, E.: »THX.« Zindermanns Verlag, Uddevalla 1968.
Spectrum der Wissenschaft: »Immunsystem, Abwehr und Selbsterkennung auf molekularem Niveau.« Verlagsgesellschaft Heidelberg, 2. Auflage 1988.
Vorlaender, K.-O.: »Immunologie.« 2. Auflage, Georg Thieme Verlag, Stuttgart 1983.
Weise, H. J.: »Weitere Erfahrungen in der therapeutischen Anwendung eines wäßrigen Thymusextraktes bei juveniler rheumatoider Arthritis.« In: »Erfahrungsheilkunde« 37, S. 563–570 (1988).
Wellmer, W.: »Biologisch orientierte Arzneitherapie.« Haug Verlag, Heidelberg 1988.
Zoch, E.: »Peptide, Proteine und Enzyme des Thymus.« In: »Thymusfaktoren, Thymuspräparate«, 1. Auflage, Gustav Fischer Verlag, Stuttgart 1987.

Register

Testen Sie sich selbst mit Hilfe meines Kontroll-Posters:

Als Anlage zu diesem Buch finden Sie ein Faltblatt mit zehn wichtigen Fragen, die Sie sich jeden Abend vor dem Zubettgehen stellen sollten. Bringen Sie die roten »Warnlämpchen« neben jeder Frage zum Erlöschen! Sie dürfen immer dann einen der beigelegten grünen Punkte über einen roten Punkt kleben, wenn Sie die gestellte Frage mit einem ehrlichen »Ja« beantworten können. Je mehr Lämpchen Sie auf diese Weise im Verlauf einer Woche ausschalten konnten, desto besser war Ihr Immun-Training.
Wenn Ihnen die grünen Punkte ausgegangen sind, können Sie diese in jedem Papiergeschäft nachkaufen.